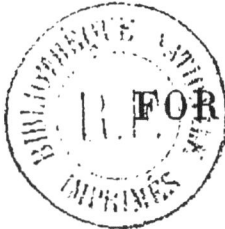

FORMULAIRE

DES

MÉDICATIONS NOUVELLES

LIBRAIRIE J.-B. BAILLIÈRE ET FILS

FORMULAIRE

DES

MÉDICATIONS NOUVELLES

POUR 1912

PAR

LE Dʳ H. GILLET

ANCIEN INTERNE DES HÔPITAUX DE PARIS
CHEF DE SERVICE A LA POLICLINIQUE DE PARIS

SEPTIÈME ÉDITION ENTIÈREMENT REFONDUE

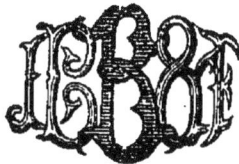

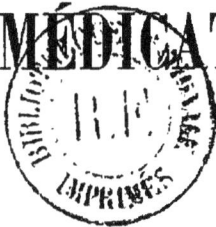

PARIS

LIBRAIRIE J.-B. BAILLIÈRE ET FILS

19, rue Hautefeuille, près du boulevard Saint-Germain

—

1912

AVERTISSEMENT
DE LA SEPTIÈME ÉDITION

L'épuisement rapide de la sixième édition de ce *Formulaire des médications nouvelles* nous impose l'obligation de rendre annuelle la publication de ce formulaire.

Malgré le peu de temps écoulé entre les deux publications, nous avons procédé à une refonte complète du volume. Nous avons maintenu et condensé tout ce qui gardait encore un caractère d'actualité.

Les matériaux nouveaux n'ont pas manqué.

Tout en conservant dans l'ensemble l'ordre alphabétique, nous avons le plus possible groupé les médications et les traitements similaires en autant de petites monographies.

Pour permettre au lecteur de recourir aux sources, nous avons fourni les indications bibliographiques nécessaires.

Nous remercions le public médical de l'accueil

empressé qu'il manifeste de plus en plus à ce formulaire. Nous nous efforçons et nous nous efforcerons à l'améliorer et comme fond et comme forme, afin qu'il rende le plus de services possible aux praticiens.

H. GILLET.

Janvier 1912.

FORMULAIRE

DES

MÉDICATIONS NOUVELLES

ANTIALBUMINURIQUE (MÉDICATION).

MÉDICATION ALCALINE [1] :

Principe de la méthode. — Vu le rapport fréquent entre le taux de l'acidité urinaire et la quantité d'albumine éliminée, l'indication des alcalins semble rationnelle.

Nature du médicament. — Bicarbonate de soude.

Dose. — 9 grammes par jour.

Effets. — Diminution ou disparition de l'albuminurie et de la cylindrurie.

Élimination plus considérable du chlorure de sodium.

Amélioration de l'état général.

Indications. — *Néphrites* avec albuminuries et

---

[1] R. Von Hœsselin, L'ingestion de bicarbonate de soude ferait disparaître certaines albuminuries (*Münchner medic. Wochenschrift*, 17 août 1909).

cylindruries, de préférence aux albuminuries orthostatiques qui restent non modifiées, de même les néphrites graves avec urémie.

Voir aussi *Médication calcique*.

ANTIANAPHYLACTIQUE (MÉDICATION).

Voir *Sérum antidiphtérique*.

ANTIANÉMIQUE (MÉDICATION).

Nature de la préparation, mode d'administration, dose. — Glycérine pure.

Par jour, 3 cuillerées à bouche, jusqu'à 70 grammes dans la journée.

Résultats. — Le taux de l'hémoglobine est remonté de 30 à 100 p. 100, les globules rouges passent de 1.110.000 à 4.400.000 (Wieting).

Augmentation du poids; amélioration de l'état général.

Indications. — *Anémie pernicieuse* [1].

ANTIASTHMATIQUE (MÉDICATION).

Adrénaline......................	0gr,01 centigr.
Eau distillée....................	10 cent. cubes.

Mode d'administration. — Injection sous-cutanée.

Dose. — Un demi-milligramme, soit 0cc,50 de la solution précédente.

Résultats. — Cessation de l'accès en dix à quinze minutes.

---

[1] MUKTEDIR EFFENDI, Traitement de l'anémie pernicieuse au moyen de la glycérine (*Deutsche medizinische Wochenschrift*, 1911, n° 20).

Indications. — Accès d'*asthme*[1].

ANTIASYSTOLIQUE (MEDICATION).

Injections sous-cutanées d'oxygène [2].

Principe de la méthode. — Faire rapidement pénétrer l'oxygène dans la circulation.

Nature et mode d'administration. — Oxygène pur filtré.

Injections sous-cutanées; faire l'injection lentement dans une région à tissu cellulaire sous-cutané lâche, par exemple à la cuisse.

Dose. — 1/2 à 3/4 de litre d'oxygène par injection. Au besoin renouveler l'injection.

Résultats. — Relèvement rapide du pouls et sédation de la dyspnée.

Indications. — *Asystolie grave, dyspnées diverses.*

ANTIBASEDOWIENNE (MÉDICATION).

Principe de la méthode. — La maladie de Basedow, ou mieux de Parry-Graves qui l'ont les premiers décrite, tient à une exaltation de la fonction thyroïdienne. Les modérateurs de cette fonction sont indiqués.

Nature du médicament. — Salicylate de soude (Chibret, Terson, Lannois, Guillon, Lavrand[3]).

---

[1] Von Nogié, L'adrénaline en injections sous-cutanées contre l'accès d'asthme bronchique (*Berliner klin. Wochenschrift,* 9 mars 1909).

[2] Pouy, Injections sous-cutanées d'oxygène (*Société de médecine militaire française,* 4 mai 1911).

[3] Lavrand, Traitement de la maladie de Basedow par le salicylate de soude (*Journal des sciences médicales de Lille,* 1908, n° 25).

1.

Dose. — 2 grammes par jour.

Indications. — *Maladie de Basedow*.

ANTICANCÉREUSE (MÉDICATION).

MÉTHODE DES ANTIFERMENTS.

Principe de la méthode. — D'après les recherches de Pétry, Neuberg, Blumenthal et autres, les tissus cancéreux sont plus riches en ferments que les tissus normaux, d'où l'idée d'enrayer le développement de ces tissus par les substances inhibitrices des ferments.

De plus, les ferments inclus dans les cancers n'y sont pas sous forme active ; ils ont besoin d'une substance activante, qui est la lécithine ; il faut aussi détruire cette lécithine.

Nature des agents médicamenteux. — 1° Sérums animaux, sérum bovin en particulier, liquide d'hydrocèle.

2° Arsenic (atoxyl), quinine (lactate de).

Pour détruire la lécithine : sérum bovin et cholestérine.

Pour détruire les ferments : les agents médicamenteux.

Dose. — Sérum, de 20 à 60 centimètres cubes ; médicaments, doses habituelles.

Mode d'administration. — Les sérums en injections sous-cutanées, les médicaments soit en injections, soit par la bouche.

Indications. — *Cancer* [1] et tumeurs en général.

CHLORATES.

Principe de la méthode. — On sait l'action locale du chlorate de potasse sur les cancers superficiels, cancroïdes ou autres. Les chlorates auraient une action même générale.

Nature du médicament. — Pour cet usage, Barbarin propose la solution :

Chlorate de magnésie.............. 3o grammes.
Eau stérilisée..................,...... 120 —
(Barbarin [2]).

1 à 3 cuillerées à café par jour.

Continuer pendant un temps suffisant, jusqu'à résultat.

Indications. — *Cancer en général*, cancer d'organes internes peu accessibles aux moyens chirurgicaux,

TRYPANROTH.

Principe de la méthode. — C'est l'extension au traitement du cancer d'un agent parasiticide dans la trypanosomiase (Laveran et Ehrlich).

Mode d'administration. — Horand et Jaboulay (de Lyon) font des injections sous-cutanées, en solution dans du sérum physiologique (la forme cachets étant mal supportée par l'organisme).

Indications. — *Cancers des organes internes* estomac, etc.

---

[1] HOFBAUER, Traitement du cancer par les antiferments (*Réunion libre des chirurgiens de Berlin*, 15 juin 1908 ; *Semaine médicale*, 9 décembre 1908).

[2] BARBARIN, Traitement des cancers par les dérivés chlorés (*Société des chirurgiens de Paris*, 23 avril 1909).

HYPOCHLORITES.

Nature du médicament [1].

Potasse caustique....................	4 grammes.
Soude caustique.....................	4 —
Eau................................	1 litre.

Faire passer dans cette solution à saturation du chlore lavé.

Mode d'administration. — Injections sous-cutanées, épaule ou cuisse, près des ganglions de l'organe atteint.

Dose. — 1,50 à 2 centimètres cubes chaque jour.

Effets. — Au lieu de l'injection, rien.

Du côté de la tumeur. — Disparition lente.

Du côté de l'état général. — Retour à la santé.

Indications. — *Cancer* récidivé, ganglions cancéreux à distance.

ANTICANCÉREUSE LOCALE.

Principe de la méthode. — Détruire sur place les éléments cancéreux[2].

Nature du médicament. — Formol, solution officinale.

Dose. — 5 à 60 grammes.

Mode d'administration. — Injection intranéoplasique.

Mode d'action. — Sphacèle partiel de la tumeur

---

[1] J.-E.-A.-G. BAKER, *British medical Journal*, 4 sept. 1909.

[2] LAURENT (de Bruxelles), Traitement du cancer par les injections de formol (*Académie de médecine de Paris*, 23 novembre 1908).

et résorption du reste par la réaction leucocytaire et inflammatoire.

Indications. — *Cancers superficiels.*

Voir : *Opothérapie associée, foie, rate et pancréas, radiumthérapie.*

ANTICHARBONNEUSE (MÉDICATION).

Nature du médicament. — Pyocyanase [1].

Voir : *Antidiphtérique (médication), ferment pyocyanique.*

ANTICHOLÉRIQUE (MÉDICATION).

Principe de la méthode. — L'infection cholérique aboutissant à une intoxication par l'acide nitreux, par suite de la décomposition des nitrates [2] en nitrites et acide nitreux, l'indication se pose : 1º d'entraver la décomposition des nitrates ; 2º de neutraliser l'acide nitrique formé.

Nature du traitement. — A. NE PAS INTRODUIRE DE NITRATES.

Régime : Supprimer de l'alimentation les produits contenant des nitrates : concombres, cornichons, radis, raves, navets, choux, salades.

Ne pas prescrire de sous-nitrate de bismuth.

B. FACILITER L'ÉLIMINATION DE L'ACIDE NITREUX.

1º Lavage de l'estomac avec des solutions alcalines, ou bien avec une solution de méta-diamido-benzol,

---

[1] L. FORTINEAU, Le traitement curatif du charbon par la pyocyanase (*Académie des sciences*, 30 mai 1910).

[2] R. EMMERICH, Le syndrome du choléra serait l'effet d'une intoxication nitreuse (*Münchner medic. Wochenschrift*, 21 sept. 1909).

qui forme avec l'acide nitreux des combinaisons non toxiques.

2º Injecter cette solution sous la peau.

3º Inhalations d'oxygène (J. Haldane) sous cloche pneumatique.

En somme, traitement de l'empoisonnément par les nitrites.

ANTICOQUELUCHEUSES (MÉDICATIONS).

Voir : *Sérothérapie anticoquelucheuse.*

QUINISATION.

Des résultats satisfaisants ont été publiés par le Dr Bardet[1].

Dose. — 15 centigrammes jusqu'à 20 centigrammes par année d'âge.

Contre-indication. — Intolérance quinique.

CHLOROFORMISATION MÉDICALE (*coqueluche et affections spasmodiques*).

Application de la chloroformisation à quelques affections médicales spasmodiques.

Nature du médicament. — Chloroforme anesthésique chimiquement pur et récemment distillé.

Mode d'administration. — A l'aide d'un appareil à anesthésier permettant un bon dosage (de Rothschild), cinq minutes jusqu'à résolution seulement.

La durée moyenne de la coqueluche est raccourcie.

---

[1] BARDET, La quinine dans la coqueluche (*Société de thérapeutique*, Paris, 1907).

Indications. — *Convulsions diverses, affections spasmodiques* et, en particulier, *coqueluche, tétanie* (Escherich). Même médication déjà appliquée à l'éclampsie puerpérale.

MORPHINISATION (TRIBOULET [1]).

Nature du médicament et dose. — Chlorhydrate de morphine en solution.

Commencer par un quart de centigramme et aller jusqu'à 1 centigramme pour une injection, même chez le nourrisson.

Effets. — Grande tolérance. Diminution des quintes [2].

Action favorable sur les vomissements. Raccourcissement de durée de la maladie.

Inconvénient. — Quelquefois somnolence.

VACCINATION.

Principe de la méthode. — Influence du vaccin jennérien sur la coqueluche (Cacho, Pesa, Celli).

Nature de l'agent thérapeutique. — La lymphe vaccinale ordinaire.

Mode d'administration. — Vaccination dans les mêmes conditions que d'habitude, par insertion sous-épidermique. Multiplier les piqûres et inoculer de grandes quantités de lymphe vaccinale.

Vacciner même les enfants déjà vaccinés.

---

[1] TRIBOULET, Les injections de morphine dans la coqueluche (*Société de pédiatrie*, octobre 1908).

[2] COMBY et MARFAN, Traitement de la coqueluche par la morphine, discussion (*Société de pédiatrie*, 18 mai 1909).

Effets. — Évolution de la vaccine et, après la poussée fébrile vaccinale, changement dans la nature de la toux, plus d'accès, plus de quintes ou diminution.

Indication. — *Coqueluche.*

Voir : *Ponction lombaire.*

ANTIDIABÉTIQUE (MÉDICATION).

ACIDE.

Principe de la méthode. — Remédier à la déminéralisation.

Nature. — Acide phosphorique [1] (Joulie) :

Acide phosphorique.................	15 grammes.
Phosphate acide de sodium..........	30 —
Eau distillée.......................	250 —

Une cuillerée à café, dans la boisson, aux repas. Ou en limonade :

Acide phosphorique officinal........	28 grammes.
Alcoolature d'orange................	20 —
Sirop de sucre......................	250 —
Eau distillée......... Q. S. p. faire	1 litre.
	(BARDET.)

100 centimètres cubes contiennent 1 gramme d'acide anhydre, au titre de 35,4 p. 100.

Dose. — La dose d'acide phosphorique anhydre est de 1 à 5 ou 6 grammes par jour, dans 1 à 6 demi-verres ordinaires à boire de 200 centimètres cubes.

---

[1] CAUTRU, Traitement du diabète par l'acide phosphorique (*Société de thérapeutique*, 28 avril 1909).

ALCALINE DANS LE COMA DIABÉTIQUE.

On a repris dans le coma diabétique comme curatif et encore mieux comme préventif, les *injections intraveineuses* de bicarbonate de soude, d'après la formule :

Bicarbonate de soude............... 3 grammes.
Eau distillée...................... 97   —

Dose. — 500 cc., répétée à plusieurs reprises.
Indications. — *Coma diabétique* et toutes les *intoxications acides*[1].

RÉNOVATION [2].

Voir : *Médication rénovatrice.*

ANTIDIARRHÉIQUE (MÉDICATION).

LAIT ALBUMINEUX [3].

Principe de la méthode. — Dans les troubles gastro-intestinaux, on doit mettre en cause la graisse, pas seule, mais avec l'addition hydrocarbone. Par conséquent restreindre le beurre et la lactose.

Nature et mode de préparation. — Faire coaguler par la présure un litre de lait. Répartir le précipité

---

[1] LABBÉ et CARRIÉ, Acidose diabétique traitée par les injections intraveineuses de bicarbonate de soude (*Société médicale des hôpitaux*, 9 juin 1911, et *Soc. de méd. de Paris*, 13 oct. 1911). — RATHERY, Les injections intraveineuses de bicarbonate de soude dans le coma diabétique (*Paris médical*, 4 nov. 1911).

[2] GUELPA, Traitement du diabète par la diète et la purgation (*Société de thérapeutique*, janvier 1909).

[3] FINKELSTEIN et L. F. MEYER, Traitement des troubles gastro-intestinaux des nourrissons par le lait albumineux (*Société de médecine de Berlin*, 25 mai et 1er juin 1910).

(caséine et beurre) dans un demi-litre d'eau et ajouter un demi-litre de babeurre.

Au bout de quelques jours, ajouter de la maltose ou une combinaison de dextrine ou de maltose, et hydrates de carbone bien digérés, pour permettre à l'enfant de reprendre du poids.

Le *lait albumineux* obtenu ne contient que 14 grammes de sucre, la quantité habituelle de beurre, 36 à 40 grammes, mais l'albumine (caséine, albumine et globuline), 27 grammes au lieu des 12 grammes du lait.

Doses. — 30 centimètres cubes seulement dans les cas graves d'intoxication alimentaire, autrement comme le lait ordinaire. En tous cas, toujours, début à petites doses; continuer, si besoin six à huit semaines.

Résultats. — Cessation de la diarrhée, des vomissements et des troubles généraux sauf le poids qui ne remonte que par l'adjonction d'hydrates de carbone.

Indications. — *Troubles gastro-intestinaux divers.*

ANTIDIPHTÉRIQUE (MÉDICATION).

FERMENT PYOCYANIQUE (PYOCYANASE[1]).

Principe de la méthode. — Dissoudre, par un ferment bactériolytique, le bacille diphtérique.

---

[1] R. EMMERICH, Le ferment pyocyanique (pyocyanase) comme moyen très efficace de traitement de la diphtérie (*Münchner medicinische Wochenschrift*, 5 et 12 novembre 1907).

Nature et mode de préparation du médicament. — Culture en milieu liquide de bacille pyocyanique.

Au bout de trois à quatre semaines, il ne se reproduit plus de pellicules.

Quand elles se sont précipitées, désagrégées et dissoutes, filtrer le liquide à travers un filtre Berkefeld, évaporer dans le vide jusqu'au dixième du volume primitif.

Mode d'administration. — En pulvérisations dans la gorge. En inhalations avec des vapeurs chaudes à l'aide d'un pulvérisateur ou d'un insufflateur.

Répandre sur la plus grande surface possible, le sujet placé dans la position du tubage.

Dose. — 3 à 4 centimètres cubes de pyocyanase chauffée à 40°.

Faire plusieurs applications à la file après avoir fait cracher.

Répéter quatre à cinq fois chaque jour.

Dans l'intervalle des pulvérisations, gargarismes avec une solution faible de permanganate de potasse.

Applicable même avec trachéotomie.

Pulvérisation par la canule.

Effets. — Destruction des bacilles dans les fausses membranes et les muqueuses. Arrêt de la multiplication des bacilles qui ne sont pas tués. Destruction ou arrêt du développement des streptocoques et des staphylocoques concomitants. Ne dissout pas le bacille tuberculeux.

Neutralisation de la toxine diphtérique.

Dissolution des fausses membranes par fonte.

Disparition de la fétidité de l'haleine.

Tubage rendu moins nécessaire, et, s'il est pratiqué, durée plus courte, détubage au deuxième ou au quatrième jour.

Chute rapide de la température.

Amélioration de l'état général.

Indications. — *Diphtérie*, mais aussi contre les affections à microbes divers : *choléra, fièvre typhoïde, peste, blennorragie, grippe, méningite.*

Voir : *Sérum antidiphtérique.*

ANTIÉRYSIPÉLATEUSE (MÉDICATION) (antiphlogistique et calmante).

Nature et mode d'application. — Solution saturée de *sulfate de magnésie.* Appliquer sur la partie malade de la gaze pliée en 10 ou 15 épaisseurs, ou une plaque de coton hydrophile. Recouvrir d'un imperméable.

Imbiber le pansement deux fois par jour.

Ne pas laver la partie malade pendant le traitement.

Résultats. — Diminution de la tuméfaction ; disparition des douleurs, chute de la fièvre.

Indications. — *Erysipèle, phlegmon, rhumatisme.*

OPOTHÉRAPIE THYROÏDIENNE dans les érysipèles à répétition (L. Lévy).

ANTIFERMENTATIVE (MÉDICATION). — ANTI-FERMENTOTHÉRAPIE ou TRAITEMENT PAR LES ANTIFERMENTS PROTÉOLYTIQUES.

Principe de la méthode. — Les leucocytes polynucléaires et les liquides qui en renferment : pus, salive, abcès, etc., produisent un ferment ou leuco-protéase dont la substance active, la leucofermentine, digère, en plus des microbes, le tissu en contact avec ces liquides.

Ce ferment provoque réactionnellement un antiferment ou anticorps, qu'on rencontre dans le sang, les sérosités pleurale, péritonéale, sérosité de l'hydrocèle, etc.

Nature et mode d'administration des produits [1]. — Injection, après ponction, dans les abcès ou autres collections, de 10 à 20 centimètres cubes de sérosité, d'hydrocèle, d'ascite, etc.

En Allemagne, on prépare un antiferment spécial obtenu avec un sérum de chevaux auxquels on fait des injections répétées de trypsine.

Résultats. — 2 à 5 heures après l'injection, chute de la température et retour à la normale. Parfois résultats peu nets [2]; le lendemain, cessation de la douleur et des phénomènes inflammatoires, diminution, cessation de la suppuration ou remplacement par de la sérosité.

Indications. — Surtout *abcès chauds*, moins dans phlegmons, fistules et abcès anfractueux, arthrites suppurées, ostéomyélites.

ANTIGOUTTEUSE (BAINS D'EAU DISTILLÉE).

Principe de la méthode. — L'eau distillée absorbe

---

[1] LAURENCE, La protéase leucocytaire dans les suppurations, Thèse de Paris, 1909.

[2] M. HIRSCH, Sur le traitement des processus suppuratifs par les antiferments (*Société imp. roy. des médecins de Vienne*, 21 janvier 1910).

très facilement les substances salines. D'où l'idée de l'employer en bains locaux (Leyden [1]).

Nature du traitement. — Bains d'*eau distillée*, chauds, locaux. *Durée* : dix minutes à un quart d'heure.

Tous les deux ou trois jours.

Effets. — Diminution de la douleur et de la rougeur, puis de la tuméfaction.

Indications. — *Goutte* articulaire.

ANTI-INFECTIEUSES (MÉDICATIONS) (Voir aussi : *Médication colloïdale*).

ABCÈS DE FIXATION OU MÉTHODE DE FOCHIER (DE LYON) PYOGENÈSE ASEPTIQUE ARTIFICIELLE.

Principe de la méthode. — C'est un peu la reprise de la pratique du vieux cautère.

Nature de la médication. — Essence de térébenthine, térébenthine vieillie ou additionnée de 1 pour 5 de térébenthine de Venise, plus rarement éther, nitrate d'argent, phosphore, etc.

Mode d'administration. — Exclusivement en injections sous-cutanées directement sous la peau.

Lieux d'injection ; lieux d'élection. — La partie moyenne de la face externe de la cuisse.

Ne *pas* faire d'*injections aux membres* supérieurs par suite de la trop faible circonférence de la région.

---

[1] H. LEYDEN, Les bains d'eau distillée dans la goutte (*Zeitschrift für physikal. u. diæt. Therapie*, mars 1909).

Si, après vingt-quatre heures, il n'y a pas de signe de réaction, recommencer l'opération au même point. N'ouvrir l'abcès qu'après chute nette de la température, sans attendre cependant jusqu'à décollement étendu.

Dose. — De quelques gouttes à 1 centimètre cube, selon l'effet à produire; maximum : 1 à 2 centimètres cubes (Lemoine).

Mode d'action. — On provoquerait ainsi non seulement une espèce de dérivation, d'émonctoire, mais une exaltation du pouvoir phagocytaire et bactéricide des leucocytes, non seulement localement, mais dans tout l'organisme (Conor [1]).

Si on a parfois rencontré dans ces abcès le même microbe que celui de la maladie traitée, le plus souvent l'abcès est absolument stérile ; mais on y décèle des poisons, non seulement microbiens, mais même végétaux ou minéraux.

Il y a vers l'abcès un *appel électif de poison*, qui, pour l'arsenic et le mercure par exemple, serait quatre à cinq fois plus fort que pour le reste des organes [2].

Effets. — A. Locaux. — Localement, développement d'inflammation suppurative, avec ses symptômes locaux : rougeur, chaleur, douleur.

---

[1] Conor, Sur le mode d'action des abcès de fixation (*Société de biologie*, 16 juin 1906).

[2] Jacques Carles, Les abcès de fixation dans les maladies infectieuses et les intoxications. Thèse de Bordeaux, novembre 1902, et *Journal de médecine de Bordeaux*, 15 janvier 1905.

B. Généraux. — Comme retentissement général : frisson, fièvre, embarras gastrique. Peu à peu amélioration : le poumon, par exemple, semble se dégorger et la régression des phénomènes morbides commencer.

Accidents. — Cette méthode aurait pu exposer à de sérieux dangers et provoquer de la néphrite (Semmola). Il est vrai que les abcès s'étaient infectés. Il faut donc y veiller.

Indications. — *Infections puerpérales* [1] graves et différentes infections: *pleurésie purulente, méningite cérébro-spinale* (Vallot [2]), et surtout *pneumonie* [3] (principalement formes graves, traînantes, n'entrant pas en défervescence après dix jours), *bronchopneumonie* [4], *fièvre typhoïde, septicémie, érysipèle* (Chantemesse), *purpura* (Ed. Hirtz), *intoxications diverses.*

Contre-indications. — Complications rénales, diabète.

LEUCOTHÉRAPIE (LEUCOPROPHYLAXIE [5]).

Principe de la méthode. — Provoquer artificielle-

---

[1] Thiroloix, Pyogenèse aseptique artificielle (*Bulletin médical*, n° 65, 21 août 1907, p. 749).

[2] Vallot, Traitement de la méningite cérébro-spinale par les abcès de fixation, trois cas, trois guérisons (*Association française pour l'avancement des sciences*, Cherbourg, août 1905).

[3] Genest et Genairon, Traitement des pneumonies graves par les injections d'essence de térébenthine (*Loire médicale*, 1905).

[4] Lemoine, Traitement du catarrhe suffocant par les abcès de fixation (*Société médicale des hôpitaux*, 3 mars, et discussion, 10 mars 1905). — P. Daireaux, Traitement des bronchopneumonies graves par les abcès de fixation (*Presse médicale*, n° 63, 8 août 1906, p. 503).

[5] Marcel Labbé, *Presse médicale*, 1903.

ment une leucocytose de défense destinée à résister aux infections, fournir plus de leucocytes pour la phagocytose.

En somme, profiter des propriétés diverses des leucocytes, et en particulier de la phagocytose, utiliser un des procédés de défense naturelle de l'organisme en l'exaltant.

Nature de la médication. — Parmi les procédés capables de provoquer artificiellement la leucocytose, les plus utilisables en pratique sont les suivants :

1º Solution de sérum artificiel NaCl, 7gr,5.; eau, 1 litre; .

2º Eau distillée à la dose de 250 centimètres cubes ;

3º Solution de carbonate de soude à 1 p. 100 ;

4º Injection sous-cutanée de teinture de myrrhe (Hirtz) ;

Injection sous-cutanée de térébenthine (Mariani);

Injection sous-cutanée de camphre ;

Injection sous-cutanée d'alcool (Mariani) ;

Injection sous-cutanée d'éther ;

5º Sérum de cheval chauffé à 55º (Petit);

6º Extrait organique de rate ;

Extrait organique de moelle osseuse ;

Extrait organique de thymus;

Extrait organique de moelle de lapin;

7º Spermine (Lœvy et Richter);

8º L'iode en injection sous-cutanée[1]; le nucléinate de soude (Richard et Mougeot), employé de même, a donné des résultats favorables[2];

---

[1] MARCEL LABBÉ et LORTAT-JACOB, *Société de biologie*, 1903.

[2] Voir A. MOUGEOT, La leucothérapie (*Archives générales de médecine*, 1906, nº 7).

9° Parmi les moyens leucoprophylactiques d'ordre physique, la *saignée* se range au premier rang[1]. La leucocytose provoquée ainsi porte surtout sur les polynucléaires et peut atteindre jusqu'à 400 p. 100, même pour des saignées modérées, d'après les expériences pratiquées sur les animaux;

10° Solution d'acide nucléique (Myake), nucléinate de soude.

> Nucléinate de soude................. 1 gramme.
> Eau distillée ou solution salée physio-
> logique .... 99 grammes.

Ne pas stériliser à chaud (Chantemesse).

Dose. — 50 centimètres cubes soit 0,50 centigrammes de nucléinate de soude.

> Nucléinate de soude........... 2 ou 5 grammes.
> Eau distillée................. 98 ou 95 —

Ne pas stériliser à chaud (J. Lépine).

Dose. — 0,40 ou 0,50 centigrammes de nucléinate de soude, soit 20 à 25cc de la solution à 2 p. 100 et 8 à 10cc de la solution à 5 p. 100.

11° Thallianine.

Effets. — Élévation thermique, 39 à 40°, élévation de la pression artérielle, accélération cardiaque. *Hyperleucocytose* à type polynucléaire allant jusqu'à 50 000 globules blancs à partir de la quatrième heure, précédée d'une leucolyse qui peut atteindre un tiers. Maximum avant la trentième heure, durée

---

[1] SALVATORE DIEZ et J. CAMPARA (de Turin), *Gazetta de ospedal e cliniche*, 1906, n° 57.

trois à six jours; résistance à l'intoxication par l'urohypotensine [1].

Analogie avec les effets des colloïdes métalliques. Expérimentalement, la leucocytose provoquée, par l'acide nucléique par exemple, est capable de communiquer aux animaux le pouvoir de résister à l'inoculation de doses mortelles de cultures bactériennes, de 12 à 18 doses mortelles de colibacille en particulier.

Agir de bonne heure.

- *Danger* de réactions trop énergiques : au stade de leucolyse, état demi-syncopal ; au stade d'hyperleucocytose, ictus.

Pour y parer : 1° purgation la veille de l'injection ; 2° n'injecter qu'aux sujets à reins sains, cœur et artères sans lésions avancées ; 3° décongestionner les malades congestifs.

Mode d'action. — La leucothérapie agirait par exaltation de la phagocytose (Metchnikoff), mais aussi par sécrétion extraleucocytaire de substance bactéricide (Senion), par neutralisation des toxines par les alexines d'Hankin provenant des albumines de leucocytes (Pawlonsky, Capellaris), par action directe sur le bacille lui-même.

Indications. — *Maladies infectieuses en général*, en particulier celles contre lesquelles nous n'avons pas de sérum spécifique ; mais aussi, dans ces dernières, pour remédier par exemple à la *leuco-*

---

[1] ABELOUS et BORDIER, Influence du nucléinate de soude sur la résistance des animaux à l'intoxication par l'urohypotensine (*Société de biologie*, 9 juillet 1910).

pénie qui suit immédiatement l'injection de sérum antidiphtérique (Waldstein), *septicémies diverses.*

A titre préventif, dans l'*infection puerpérale*, dans la *pneumonie* avec *hypoleucocytose* (Lœper). *Affections mentales.*

Voir : *Colloïdale (médication).*

ANTIMALARIQUE (MÉDICATION).

Médicament de fond, prophylactique, curatif, la quinine, sous forme de sels, reste toujours le spécifique. Toutefois on a besoin, dans certaines circonstances, de varier le médicament ; plus rarement la quinine se montre inactive.

ATOXYL.

(Voir, pour les détails sur l'atoxyl, *Médications antisyphilitiques, succédanés du mercure*).

Mode d'emploi. — Injections hypodermiques.

Dose. — Prescrire :

Atoxyl.............................	10 gr.
Eau	100 cc.

1 à 2 centimètres cubes chaque jour.

Indications. — Formes de *paludisme* rebelles à la quinine[1].

SOUFRE[2].

Principe de la méthode. — Chez les indigènes,

---

[1] G. Fusco, L'atoxyl dans le traitement de la malaria (*Nuova Revista clinicoterapeutica*, août 1907).

[2] Diesing, Le soufre dans la prophylaxie et le traitement de la malaria (*Berliner klinische Wochenschrift*, 2 sept. 1907).

ceux du Cameroun en particulier, le soufre en fumigations est réputé antimalarique.

Dose. — Prescrire :

Sulfure de potassium	o gr, o3
Eau distillée	3o gr.

Trente gouttes par jour en trois prises.

Les bains sulfureux même auraient une action antimalarique (disparition des hématozoaires).

ANTIMÉLITOCOCCIQUE (MÉDICATION).

Principe de la méthode. — Les symptômes de la mélitose se calquant sur ceux de l'insuffisance surrénale, l'opothérapie surrénale s'indique.

A la convalescence, signe d'hypoorchidie, d'où indication de l'opothérapie testiculaire.

La cryogénine aurait sur la mélitose la même action spécifique que la quinine sur le paludisme (Naamé [1]).

Nature de la médication, administration, dose. — Voir : *Opothérapie surrénale, testiculaire.*

Pour la cryogénine 1gr,50 en 3 cachets à 6 heures d'intervalle dans les 24 heures.

Effets. — Amélioration après sueurs profuses.

ANTINAUPATHIQUE (MÉDICATION) [2].

Nature du médicament. — Véronal sodique.

Dose. — 0,50 centigrammes deux fois dans les

---

[1] NAAMÉ (Tunis), La mélitococcie ou fièvre de Malte. — L'adrénaline et la cryogénine dans l'hypoépinéphine militeuse et dans la mélitococcie (*Presse médicale*, 20 mai 1911).

[2] GALLER, *Therapie der Gegenwart*, 1910, n° 2.

2.

vingt-quatre heures le jour de l'embarquement,
dont la première au moins avant l'embarquement.

Si besoin, doses subséquentes de 0,25 répétées
au besoin jusqu'à six fois, mais espacées d'au moins
quatre heures pour la première fois et de dix à
douze pour les suivantes.

Résultats. — Disparition des nausées et des
vomissements.

Indications. — *Mal de mer.*

ANTINEVRALGIQUE (MÉDICATION)[1].

Injections juxta-nerveuses d'eau distillée.

Principe de la méthode. — Mettre au voisinage
ou au contact des éléments nerveux des substances
modificatrices de leur sensibilité.

Nature de l'agent. — On a employé des liquides
anesthésiques : morphine, cocaïne ; des liquides
irritants, quelquefois destructeurs même : chloroforme, éther, acide phénique, alcool[2].

L'eau distillée semble plus maniable.

Mode d'administration. — Injection d'eau distillée
au voisinage des nerfs à modifier.

Effets. — Sensation de brûlure durant dix à vingt
minutes. Excitabilité des nerfs conservée.

Histologiquement œdème des nerfs, mais fibre nerveuse sans modification sensible, en tout cas

[1] SURMONT et A. DUBUS, *Archives de médecine expérimentale*,
1910, vol. XXII, n° 1, p. 76.
[2] ALEX. RENAULT, Une application peu connue de l'iodure de
potassium (*Journal des praticiens*, 3 juillet 1909).

aucune altération de dégénérescence comme avec l'alcool.

Indications. — *Névralgies rebelles*.

ANTIPNEUMONIQUE (MÉDICATION).

Antisepsie pulmonaire.

SULFURE DE CARBONE [1].

Principe de la méthode. — Application de l'antisepsie pulmonaire.

Nature du médicament.

Sulfure de carbone.................	5 grammes.
Essence de menthe poivrée.........	VI gouttes.
Eau distillée......................	100 grammes.

Par cuillerées à bouche d'heure en heure, dans un peu d'eau.

Effets. — Action bactéricide sur le pneumocoque. Raccourcissement de la durée de la maladie, crise dès le troisième ou quatrième jour, même dans un cas grave.

CAMPHRE [2].

Nature de la préparation.

Camphre purifié....................	20 grammes.	
Huile d'olive stérilisée	90	—

Dose. — Injections de 5 centimètres cubes *répé-*

---

[1] MASCIANGIOLLI, Le sulfure de carbone contre la pneumonie fibrineuse (*Riforma medica*, 1906, n° 37).
[2] R. OPPENHEIM et R. CRÉPIN, Traitement de la pneumonie des vieillards par l'injection d'huile camphrée à dose massive (*Société de l'Internat des hôpitaux*, 20 février 1910).

tées quatre fois dans la journée, associées à la médication usuelle : révulsion, toniques cardiaques, strychnine, opothérapie surrénale dans quelques cas.

Effet. — Action nervo et cardio-tonique.
Quelquefois haleine à odeur de camphre.

LEUCOCYTHÉRAPIE.

Principe de la méthode. — Renforcer les défenses leucocytaires.

Nature et mode de préparation. — Extrait de leucocytes de lapins (Hiss et Zinsser) ou mieux [1] : leucocytes, prélevés sur les malades eux-mêmes, par saignée au bras ou par ventouse scarifiée ; centrifuger, séparer les globules blancs. En opérer la leucolyse dans l'eau salée, la réfrigération et la trituration. On prélève 7 cmc. de sang, on sépare les globules blancs, puis on les écrase dans 1 cmc. de solution saline physiologique.

Mode d'administration. — Injection sous-cutanée de cette quantité de liquide renfermant les globules dilacérés.

Effets locaux. — Ces injections n'amenèrent ni douleur, ni réaction locale.

Effets généraux. — Le jour de l'injection, diaphorèse abondante, chute de la température, apparition de nombreux râles sous-crépitants.

---

[1] Manouchine (St-Pétersbourg), La leucothérapie dans la pneumonie lobaire aiguë (*Roussky Wracht*, 26 juin 1910).

Résultats. — Avancement de la crise et résolution rapide du processus pneumonique.

Mode d'action. — A l'examen hématologique, destruction abondante de globules blancs dans le sang du malade (*leucocytolyse*), phénomène qui mettait vraisemblablement en liberté une certaine quantité de bactériolysine et d'antitoxine dans le plasma sanguin ; en même temps, élévation de l'index opsonique et dans le sang du ferment protéolytique, provenant des polynucléaires.

Indication. — *Pneumonie fibrineuse* et peut-être possibilité d'application plus générale.

Voir : *Sérothérapie, sérum antidiphtérique, sérum antipneumonique*.

ANTIRHUMATISMALES (MÉDICATIONS).

En dehors du salicylate de soude et des composés salicylés, agents pour ainsi dire spécifiques du rhumatisme, on a obtenu des résultats satisfaisants par d'autres médications.

ABEILLES (PIQURES D'), APITHÉRAPIE.

Nature de la médication. — Les insectes eux-mêmes en nature.

Mode d'application. — L'application peut n'en pas être toujours commode.

Effets. — Ceux de la piqûre d'abeille : gonflement, rougeur, mais aussi douleur. Ultérieurement, disparition du rhumatisme.

Accidents. — On a noté des cas de syncope par piqûres d'abeilles[1].

Indications. — *Rhumatisme*, principalement articulaire.

ACIDE FORMIQUE (INJECTIONS D').

Principe de la méthode. — C'est la médicatiou par piqûres d'abeille rendue pratique[2]. Par sa piqûre, l'insecte inocule l'acide formique produit par les glandes du dard.

Nature du médicament. — Acide formique en solution :

Acide formique.....................	2 gr. à 2 gr, 50
Eau distillée stérilisée. Q. S. p. faire	100 cent. cubes.

Mode d'administration. — Commencer par injecter au lieu d'application quelques gouttes d'une solution de cocaïne à 1 p. 100. Espacer chaque injection de cocaïne d'au moins 0ᵐ,05.

Faire en moyenne huit à dix injections souscutanées de la solution d'acide formique autour de l'articulation douloureuse[3].

Injecter de préférence du côté des muscles extenseurs des membres. Le nombre des piqûres ne doit pas dépasser trente à chaque séance ; douze à quinze injections par séance suffisent généralement.

---

[1] *Lyon médical*, 18 août 1907.

[2] LAMARCHE, Les injections d'acide formique dans le rhumatisme (*Lyon médical*, 25 août 1907).

[3] BRADFORD COUGH, Injections sous-cutanées d'acide formique contre les affections rhumatoïdes rebelles (*Med. Record*, 24 juin 1904).

Dose. — 1 centimètre cube de la solution par chaque injection. Répéter, si besoin, environ tous les trois jours.

Effets. — L'injection ainsi précédée d'une insensibilisation à la cocaïne cause peu de douleur. Réaction inflammatoire moindre qu'avec la piqûre d'abeille.

Après disparition de la réaction thérapeutique, diminution ou disparition du rhumatisme.

Indications. — *Rhumatisme* aigu ou chronique, articulaire ou abarticulaire, *sciatique*, *lumbago*, *rhumatisme noueux*.

Voir : *Colloïdales (Médications)*, *sérum*, *vaccin antirhumatismal*.

INJECTIONS AQUEUSES ET HUILEUSES SALICYLÉES[1].

Dans les *cas aigus* : solution aqueuse de salicylate de soude à 20 p. 100.

Dose. — 10 cc.

Pour éviter la douleur, faire un quart d'heure avant une injection de 0,008 de cocaïne.

Cas chronique :

Acide salicylique.....................	10 grammes.
Huile de sésame	80 —
Alcool pur...........................	5 —
Camphre.............................	5 —.

Stériliser avant d'ajouter l'alcool. Injecter tous les jours 10 centimètres cubes de cette huile.

---

[1] Seibert, *Medical Record*, 1911, n° 10.

INJECTIONS DE SULFATE DE MAGNÉSIE [1].

Nature et mode d'application :

Sulfate de magnésie.................. 25 grammes.
Eau distillée......................... 75 —

Stériliser la solution.

Injecter dans les muscles 4 centimètres cubes de cette solution chez l'adulte ; chez l'enfant, 1 centimètre cube par 25 livres.

Lieu d'élection. — Région intra-scapulaire ou fesse.

Répéter tous les jours, puis espacer.

Résultats. — Le deuxième ou le troisième jour, chute de la fièvre, accalmie des douleurs. Effet purgatif variable.

Indications. — *Rhumatisme articulaire* aigu, surtout quand il se marque de l'*intolérance au salicylate de soude.*

IODURE A HAUTES DOSES [2].

Dose :

Le 1er jour......................... 6 grammes.
Le 2e — .... 5 —
Le 3e — .... 4 —
Le 4e — .... 3 —
Le 5e — .... 2 —

Alimentation copieuse et fortifiante.

Effets. — Disparition de la douleur en un à trois jours.

---

[1] JACKSON (Philadelphie), *New-York medical journal*, 1911, n° 25.

[2] A. MOSLARIELLO, L'iodure de potassium à haute dose dans le rhumatisme articulaire aigu (*Morgagni*, 6 janvier 1909).

Indications. — *Rhumatisme* articulaire aigu rebelle au salicylate.

Voir : *Bactériothérapie lactique.*

ANTISCLÉREMATEUSE (MÉDICATION).

Nature du traitement. — Enveloppement dans du taffetas ciré.

Pas de couveuse. Depuis la suppression des couveuses, Dufour [1] ne voit plus de sclérème.

Indications. — *Prématuration, débilité, athrepsie, atrophie, hypotrophie, chétivisme, œdème* de cause diverse, *sclérème.*

ANTISCLÉREUSE (MÉDICATION) (Scheffler, de Saint-Étienne).

Nature du médicament, dose. — Au moment de chaque repas, c'est-à-dire 2 ou 3 fois par jour, une cuillerée à soupe de la solution :

Silicate de soude...................	3o grammes.
Eau distillée.......................	5oo —

Continuer pendant un mois ou deux, suspendre pendant quinze jours, reprendre.

Action. — Hypotensive [2].

Indications. — *Artériosclérose.*

---

[1] Dufour, Traitement de l'œdème et du sclérème des nouveau-nés (*Société de pédiatrie*, 15 février 1910).

[2] O. Decène, Traitement de l'hypertension artérielle (*Revue de thérapeutique médico-chirurgicale*, 1909, n° 7, p. 226).

ANTISYPHILITIQUES (MÉDICATIONS).

MÉDICATION ANTISYPHILITIQUE PROPHYLACTIQUE OÙ ABORTIVE [1].

1° Calomel (Pommade de Metchnikoff) [2].

Le calomel en pommade a semblé répondre au desideratum et sur les singes et chez l'homme.

Nature et mode d'application du médicament. — Après quelques modifications dans la formule, Metchnikoff s'est arrêté à la suivante :

Calomel à la vapeur.................	33 grammes.
Lanoline pure......................	67　　—
Vaseline...........................	10　　—

Frictions énergiques sur les parties génitales, aussitôt que possible après le coït supposé infectant.

Il y a eu des échecs (Butte).

2° Atoxyl (pour les détails sur l'atoxyl, voir plus loin).

Principe de la méthode. — Sur les singes (Metchnikoff et Salmon) inoculés avec du virus syphilitique virulent, on peut arrêter le développement de la syphilis par une seule injection de 0gr,03 d'atoxyl, même si cette injection n'est pratiquée que quinze jours après l'inoculation. Les tréponèmes pâles mettraient un certain temps avant de se généraliser dans l'organisme.

---

[1] GASTOU, Le traitement préventif ne fait pas avorter la syphilis, il l'atténue, la stérilise et en modifie l'évolution (*Société de médecine de Paris*, 23 avril 1910).

[2] MAISONNEUVE, Thèse de Paris, 1907.

Nature, mode d'administration. — Atoxyl en injection hypodermique comme pour le traitement.

En injections locales autour du chancre et du ganglion (Hallopeau [1]).

Dose. — D'après le calcul de Metchnikoff et Simon, il faudrait 2 grammes d'atoxyl pour un adulte de 60 kilogrammes.

D'après Hallopeau, comme traitement, on doit injecter une première fois $0^{gr},75$, puis $0^{gr},60$, enfin $0^{gr},50$, soit en tout 185 centigrammes, dose bien tolérée.

3° Hectine.

Nature et mode d'administration. — Solution de benzo-sulfone paraaminophényl-arsinate de soude à 1 pour 10 en injection sous-cutanée autour du chancre et sous la peau du fourreau de la verge, ou des petites lèvres, ou des régions environnantes du chancre [2].

Dose. — 0,20 centigrammes, répéter chaque jour jusqu'à vingt jours de suite, si besoin.

4° Mercuriaux (nouvelles préparations).

1° *Calomel. Emplâtre au calomel* (Quinquaud).

Principe de la méthode. — Faire remplir à un emplâtre l'office d'une réserve médicamenteuse.

Nature du médicament. — La formule de l'em-

---

[1] HALLOPEAU, *Congrès français de médecine*, 9ᵉ session, Paris, octobre 1907.

[2] HALLOPEAU. Sur la prophylaxie de la syphilis par un nouveau traitement abortif local préchancreux (*Société de médecine de Paris*, 11 janvier 1910).

plâtre au calomel employé à l'hôpital Saint-Louis par Quinquaud est la suivante :

Emplâtre diachylon des hôpitaux.... 3ooo parties.
Calomel à la vapeur.................. 1000 —
Huile de ricin...................... 3oo —

Étendre sur des bandes de la longueur et de la largeur habituelles aux rouleaux d'emplâtre, de sorte que chaque décimètre carré contienne environ 1^{gr},20 de calomel.

Remplacer, en cas d'urgence, l'emplâtre au calomel par l'emplâtre de Vigo *cum mercurio*.

Mode d'administration. — Recommander de faire l'emplâtre assez mou.

Arrondir légèrement les coins; faire ramollir, et appliquer, soit en ceinture, en avant ou en arrière, soit latéralement à droite ou à gauche, la peau sous-jacente bien nettoyée au préalable, puis séchée.

Dose. — La grandeur des morceaux d'emplâtre varie selon l'âge et le sexe :

Chez l'homme..................... 10 sur 12 cent.
Chez la femme.................... 8 sur 10 —
Chez l'enfant.................... 10 sur 15 —

Changer chaque semaine.

On peut même, chez l'enfant, aller jusqu'à 20 centimètres, sans inconvénient, mais avec grand profit [1].

---

[1] H. GILLET, Cure de Quinquaud (emplâtre au calomel à demeure) dans la syphilis de l'enfant (*Congrès international de médecine*, 1900. Comptes rendus, médecine de l'enfance, p. 542). — A propos de l'administration et de la posologie du mercure chez le nourrisson, discussion (*Société de pédiatrie*, 15 décembre 1908).

En même temps qu'à l'enfant, on peut appliquer un emplâtre à la mère qui l'allaite.

Tous les huit jours, enlever l'emplâtre, laver la place, et en poser un autre sur une autre région.

Mode d'action. — Le chlorure de sodium et les sudorates alcalins contenus dans la sueur transforment petit à petit le protochlorure insoluble en bichlorure soluble qui s'absorbe.

Effets. — A. Locaux. — Un peu de desquamation au-dessous de l'emplâtre par macération de l'épiderme, mais sans éruption nulle part.

B. Généraux. — Pour ainsi dire jamais de stomatite.

Sur les lésions spécifiques, action égale aux autres préparations mercurielles.

Indications. — *Syphilis* en général et en particulier : *intolérance de l'estomac* ou *de l'intestin* pour la médication interne, nécessité d'un *traitement secret*, etc.

2º *Insufflations nasales de calomel*[1].

Principe de la méthode. — Quand on traite les accidents syphilitiques du nez et du naso-pharynx par le calomel, il y a absorption et la syphilis subit de ce fait un *traitement général*.

Nature du médicament. Mode d'administration. — Prescrire :

Calomel............................... ... 2 parties.
Sucre de lait........................... 1 partie.

---

[1] Eysell, Traitement de la syphilis par les insufflations nasales de calomel (*Münchner medic. Wochenschrift*, 1909).

Dose. — Chez les enfants au-dessous de dix ans, 10 à 30 centigrammes, 3 fois par jour, dans chaque narine.

Indications. — *Syphilis des jeunes sujets* et spécialement avec accidents rhino-pharyngés.

3° *Pastilles sous-préputiales* [1].

Prescrire :

Onguent napolitain................ 4 centigrammes.
Beurre de cacao.................. Q. S.
pour une pastille de la dimension d'une lentille.

On donne la forme d'un petit boudin.

Placer en arrière du gland dans le sillon balano-préputial.

4° *Amalgame d'argent, amalgame de platine* [2], *Huile grise amalgamée.*

Principe de la méthode. — Action double du mercure et d'un autre métal.

Nature de la préparation. — Prescrire :

1° Huile de vaseline............ 60 parties en volume.
    Amalgame d'argent.......... 40   —
2° Huile de vaseline............ 60   —
    Amalgame de platine à 10 p. 100
       de platine................. 40   —

Soit par centimètre cube pour l'huile d'argent amalgamée et pour l'huile de platine amalgamée : 0^{gr},4 de mercure ou d'argent et 0,004 de platine.

---

[1] G. MILIAN, Un nouveau mode d'administration du mercure; les pastilles sous-préputiales (*Progrès médical*, 11 décembre 1909).

[2] LOUIS QUEYRAT, Deux nouvelles préparations mercurielles, amalgame d'argent, amalgame de platine (*Société médicale des hôpitaux*, 16 juillet 1909).

Dose. — Une injection par semaine de 0,07 à 0,08 de mercure.

5° *Air mercurisé* [1].

Nature de la préparation. — Appareil permettant de diviser finement le mercure et de le vaporiser avec l'air à dose connue.

6° *Médication antisyphilitique mercurielle surintensive* [2].

Principe de la méthode. — Demander au mercure son maximum d'action par un traitement *surintensif* comme dose, *pluripénétrant*, en prenant plusieurs voies d'introduction, *plurimercuriel*, en utilisant plusieurs préparations mercurielles différentes et *discontinu* en le renouvelant à certains intervalles.

Mode d'administration et dose. — Voici la pratique de M. Jacquet [2] :

Par périodes brèves de 1 à 5 jours, on ordonne chaque jour :

1° 2 pilules de protoiodure de mercure de 0,05 centimètres cubes, au milieu des deux principaux repas.

2° 1 lavement de 20 grammes de liqueur de Van Swieten.

---

[1] P. MÉNIÈRE, Des inhalations d'air mercurisé dans le traitement de la syphilis (*Société de médecine de Paris*, 1910). — Les inhalations mercurielles dans le traitement de la syphilis. Leur technique, leurs résultats thérapeutiques (*Bulletin médical*, 21 juin 1911).

[2] JACQUET, Sur un traitement surintensif, plurimercuriel et discontinu de la syphilis (*Académie de médecine*, 2 mai 1911).

> Liqueur de Van Swieten............... 2o grammes.
> Eau tiède........................ 200   —
> Laudanum........................ V à X gouttes.

3° 1 friction avec 2 grammes d'onguent hydrargyrique double.

4° 1 injection sous-cutanée de 0,01 centigramme de biiodure de mercure.

Durée du traitement. — De 5, 10 à 15 jours, puis reprise aux mêmes doses, pause et reprise jusqu'à 5 fois consécutivement.

On fait absorber ainsi chaque jour plus de 0,08 centigrammes de mercurique métallique.

Surveiller les malades quotidiennement (dents, urines).

Résultats. — Période primaire. — Régression rapide du chancre, de l'adénopathie.

Période secondaire. — Régression de la roséole et des efflorescences cutanées, comme avec l'arsénobenzol, mais peu d'action sur les manifestations muqueuses ; ici infériorité manifeste sur l'arsénobenzol, mais action remarquable sur les phénomènes généraux et la réaction nerveuse de cette seconde période.

Période tertiaire. — Effets aussi merveilleux qu'avec l'arsénobenzol.

Indications. — *Syphilis*, quand on doit frapper fort et vite.

5° **Succédanés du mercure.**

Jusqu'ici c'est toujours le mercure par voie buccale, par voie cutanée ou par voie sous-cutanée et intramusculaire, ou même intraveineuse, mais toujours le mercure, qui forme la base du traitement antisyphilitique.

C'est aux préparations mercurielles qu'il faut s'adresser tout d'abord avec traitement précoce, traitement intensif.

Quand, par hasard, rarement, la médication mercurielle échoue, on n'est pas absolument désarmé. D'autres substances auraient une action curative sur la syphilis, en dehors, bien entendu, du classique iodure de potassium.

1° *Acide nucléinique.*

Principe de la méthode. — Parmi les effets du mercure sur l'organisme, on note de l'hyperleucocytose, comme l'a constaté Hauck, et on peut rapporter à cette hyperleucocytose l'action antisyphilitique.

L'acide nucléinique produit une hyperleucocytose remarquable [1].

Nature du médicament. — Acide nucléinique en solution.

Mode d'administration. — En injections souscutanées :

Acide nucléinique pur............ 5 à 10 grammes.
Eau distillée stérilisée........... 100 cent. cubes.

Dose. — Injecter chaque fois $0^{gr},50$ à 1 gramme d'acide nucléinique. Répéter tous les quatre jours.

---

[1] G. STERN, Régression de syphilides sous l'influence d'injections d'acide nucléinique (*Medicinische Klinik*, 11 août 1907).

3.

Effets. — A. GÉNÉRAUX. — Réaction fébrile d'intensité variable.

Hyperleucocytose considérable durant deux jours.

B. LOCAUX. — Peu de réaction.

Rétrocession des syphilides cutanées et muqueuses, des adénopathies.

L'action serait empêchée dans l'état de grossesse.

Indications. — *Syphilis* en général.

Contre-indication. — Grossesse.

2° *Antimoine.*

Principe de la méthode. — L'antimoine est proche parent, au point de vue chimique, de l'arsenic[1]. Chez les singes, les composés organiques de l'antimoine empêchent l'inoculation d'être positive.

Nature du médicament. — Émétique, en solution isotonique :

Émétique......................................	1
Eau...	1000
NaCl..	7,50

Mode d'administration. — Voie veineuse.

Dose. — Injections quotidiennes de 5 à 7, jusqu'à 10 centigrammes et même 12 centigrammes[2], dix à douze jours de suite.

Résultats. — Rétrocession des lésions primaires, secondaires et tertiaires, mais rechutes possibles.

---

[1] PAUL SALMON, L'antimoine dans la syphilis (*Académie des sciences*, 8 février 1909).

[2] QUEYRAT et DEMANCHE, *Soc. méd. des hôpitaux de Paris*, 19 mars 1909.

Action douteuse sur la marche de la syphilis (Queyrat et Demanche).

6º Arsenicaux.

1º *Arséniate de soude.* — (G.-I. Mescherski[1]).

Mode d'application. — Solution d'arséniate de soude à 1 p. 100 en *injections sous-cutanées.*

Ces injections s'associent à la médication iodurée et à un traitement local des lésions.

Effets. — A. LOCAUX. — Amélioration rapide des manifestations syphilitiques.

B. GÉNÉRAUX. — Amélioration de l'état général et de l'hématopoïèse du sujet, qui le rend à nouveau capable de tolérer le mercure.

Le traitement arsenical apparaîtrait donc comme cure préparatoire à la cure mercurielle.

Indications. — *Syphilis malignes,* rebelles au mercure.

2º *Acide arsénieux*[2].

    Acide arsénieux......... 2 grammes.
    Eau distillée............ 0,15 pour 100 cent. cubes.

Mode d'administration. — En injections sous-cutanées.

Dose. — Débuter par 2 milligrammes d'acide arsénieux, soit 1/10e de seringue de Pravaz.

---

[1] G.-I. MESCHERSKI, L'arséniate de soude dans la syphilis (Congrès des médecins russes en mémoire de Pirogoff, Moscou, 25 avril-2 mars 1907. — *Vratchébnaya Gazeta*).

[2] O. ROSENTHAL, Traitement de la syphilis par l'arsenic (*Société de médecine de Berlin*, 3 juillet 1907).

Augmenter tous les deux jours de 2 milligrammes environ, jusqu'à la pleine seringue, soit 2 centigrammes.

3º *Cacodylate* ou mieux *méthylarsinate de sodium* (Maramaldi).

Dose. — 0^{gr},05 à 0^{gr},10, en 3 fois dans la journée.

Mode d'administration. — Par la bouche.

4º *Atoxyl* (*anilarsinate de soude*).

Principe de la méthode. — L'action de ces combinaisons organiques spéciales d'arsenic sur différentes maladies (trypanosomiases en particulier) a engagé les essais.

Nature du médicament. — Il contient 29 p. 100 d'arsenic métalloïdique. On l'emploie en solution aqueuse :

Atoxyl français.................... 1^{gr},50
Eau distillée......... Q. S. pour 10 cent. cubes.

1 centimètre cube contient 15 centigrammes d'atoxyl.

Stériliser par stérilisation successive à 100º, pas au delà, sinon il y a dissociation du produit.

D'après Salmon [1], il n'y aurait pas de différence entre le sel cristallisé et le sel amorphe.

Mode d'administration. — Comme les autres composés arsenicaux organiques : cacodylates, méthylarsinates, l'atoxyl s'emploie en *injections sous-cutanées*. La voie buccale est défectueuse.

DOSES. — 50 à 60 centigrammes pour les

---

[1] SALMON, *Académie de médecine*, 31 octobre 1907.

hommes, 40 centigrammes pour les femmes, tous les deux jours ou tous les trois jours. Le maximum global injecté a été 6gr,20.

Même à dose faible, 10 à 20 centigrammes, on aurait des résultats dans des syphilis rebelles au mercure.

A. LOCALEMENT. — 1o Sur le chancre, application en permanence de la pommade :

Atoxyl.............................. 3o grammes.
Vaseline blanche.................... 7o —

contenant donc 30 p. 100 d'atoxyl.

2o Autour du chancre, injections d'atoxyl ou d'hectine, quotidiennes, pendant quinze jours, ensuite tous les deux jours. Le tout pendant quarante-deux jours.

B. TRAITEMENT INTERNE. — Intensif, soit benzoate de mercure à 2 centigrammes, chaque jour, pendant quinze jours, additionné de 10 p. 100 de saccharose pour rendre moins douloureux.

Quinze jours de repos et reprise de quinze jours d'injections quotidiennes.

Après le traitement mercuriel, donner l'iodure de potassium.

Résultats. — Assez comparables à ceux qu'on a avec l'emploi des sels mercuriels.

Effets. — 1o *Localement.* — Réaction nulle ou inflammatoire quelque peu analogue à la cuti-réaction par la tuberculine [1].

---

[1] H. STEEMAN, Les réactions locales à l'atoxyl et leur analogie avec les réactions tuberculeuses (*Münchner med. Wochenschrift*, 13 juillet 1909).

2º *Sur les accidents spécifiques.* — Disparition pro-

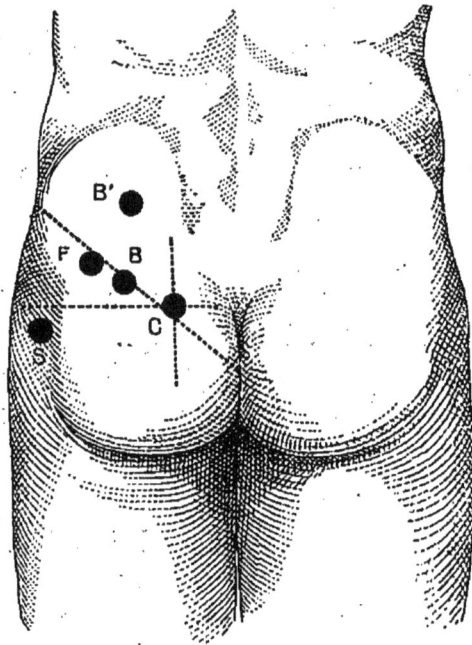

Fig. 1. — Lieux d'élection pour les injections intramusculaires.

B. *Point de Barthélemy.* — Bord externe du grand fessier. Sur le milieu d'une ligne allant de l'épine iliaque antéro-supérieure à l'extrémité supérieure du pli interfessier.

B'. *Point de Balzer.* — Sur une ligne verticale placée au sommet de la fesse, à l'union de son tiers interne avec ses deux tiers externes.

C. *Point de Galliot.* — Intersection d'une ligne horizontale passant à trois travers de doigt au-dessus du grand trochanter, et à deux travers de doigt du pli interfessier.

S. *Point de Smirnoff.* — Un travers de doigt en arrière de la partie supérieure du grand trochanter.

F. *Point de Fournier.* — Tiers supérieur de la fesse.

gressive des symptômes, mais moins vite qu'avec le mercure ou l'iodure. Pas d'action sur la rétroces-

sion du chancre primitif et de l'adénite concomi-
tante. Ne serait pas spécifique comme le mercure.

Accidents. — *Intoxication* par l'aniline, surtout
avec l'atoxyl de marque allemande ; *spécifier
donc atoxyl français. Troubles oculaires et co-
lorations cutanées* (Langlet)[1], *névrites optiques*, etc.

L'*acétatoxyl* serait préférable par sa moindre
toxicité[2].

Exiger une préparation ne datant pas de plus
d'une semaine[3].

5° **Arsacétine** (acétylarsinate de soude, acétyl-
paraamino-phénylarsinate de soude).

Arsacétine.......................... 10 grammes.
Eau distillée .... 90 —

ou

Arsacétine.......................... 20 grammes.
Eau distillée .... 80 —

Réchauffer la solution pour redissoudre le sel
qui se serait cristallisé.

Doses. — Débuter par 0,10 à 0, 25 centigrammes,
aller jusqu'à 0,60, 0,80 et même 1 gramme et
1gr,20. Répéter tous les deux ou trois jours.

Accidents. — Névrite optique, névrites périphé-
riques.

---

[1] HALLOPEAU, Dangers de la médication par l'atoxyl allemand
(*Académie de médecine*, 9 juillet 1907).

[2] HALLOPEAU, Nouveau fait en faveur de l'action préventive
contre les manifestations secondaires de la syphilis (*Société de
dermatologie et de syphiligraphie*, 4 juin 1908).

[3] A. NEISSER, *Deutsche med. Wochenschrift*, 1908, n° 35.

6° *Hectine.*

L'hectine[1] est le benzo-sulfone-para-aminophé-
nylarsinate de soude de formule :

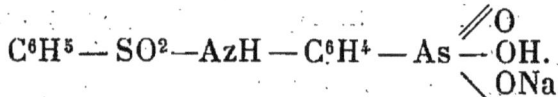

$$C^6H^5 - SO^2 - AzH - C^6H^4 - As \underset{\diagdown\ ONa}{\overset{\diagup\ O}{-}} OH.$$

On l'emploie en solution :

Hectine.......................... 1 gramme.
Eau distillée stérilisée............ 10 cent. cubes.

Doses. — Commencer par 5 centigrammes par
jour et augmenter à 10 et 20 centigrammes tous
les deux jours. Faire dix injections de suite au
moins. Repos de quatre à cinq jours et refaire dix
injections intrafessières.

Chez les enfants : 5 centigrammes en moyenne,
2 centigrammes chez le nourrisson, avec possibilité
de pousser jusqu'à 5 centigrammes.

Contre-indications. — Affections des reins, du
foie, du tube digestif, du cœur, des vaisseaux
(artériosclérose) et surtout des yeux et spécialement
du nerf optique.

7° *Hectargyre.*

On peut associer l'hectine au mercure (hectar-
gyre) :

---

[1] F. BALZER et A. MOUNEYRAT, Traitement de la syphilis par
un nouveau dérivé arsenical, le benzo-sulfone-para-aminophé-
nylarsinate de soude (*Soc. méd. des hôpitaux de Paris*, 10 juin
1909, et *Soc. de dermatologie et de syphiligraphie*, 16 juin 1909).
F. BALZER, Posologie du benzosulfone para-amino-phénil-
arsinate de soude seul ou associé au mercure (hectine, hectar-
gyre) dans le traitement de la syphilis (*Presse médicale*, 16 avril
1910).

Hectine....................... 1 gramme.
Oxycyanure ou benzoate de mer-
  cure.......................... 5 à 10 centigrammes
                                       (Balzer).
Eau distillée stérilisée. .... 10 cent. cubes.

Soit en injection intramusculaire pas sous la
peau, soit par la bouche.

Doses. — 1 centimètre cube de la solution,
soit 10 centigrammes d'hectine et 5 à 10 milligrammes de sel mercuriel; une injection ou une
dose, d'abord tous les deux jours, puis tous les
jours ; puis doubler la dose.

Faire en série de périodes de douze à quinze
jours consécutifs de traitement, cesser huit à dix
jours et reprendre ainsi de suite pendant tout le
temps nécessaire jusqu'à vingt-cinq et trente jours,
avec ou sans iodure.

Accidents. — Poussées congestives de la face et
érythrodermite exfoliante (Balzer).

8° *Arsenobenzol. Salvarsan. Dichlorhydrate de
diamidoarsenobenzol* $C^{12}H^{12}O^2Az^2As^3$ *ou Hata ou
606 d'Ehrlich.* — Toxicité presque nulle ; il y a
cependant des décès dans les observations, peut-
être expliqués par une autre raison : artériosclérose, lésions d'alcoolisme.

Dose. — *Chez l'adulte.* — $0^{gr},40$ à $0^{gr},60$ jusqu'à
$0^{gr},70$, même 1 gramme, pas moins de $0^{gr},30$.

Chez les *syphilitiques atteints de néphrite*, s'il n'y
a pas de phénomène inquiétant, l'arsénobenzol
peut être employé.

Même en cas d'œdème, si la perméabilité aux
composés azotés n'est pas trop touchée, l'injection
est encore possible, mais injecter dans le muscle, pas

dans la veine, pour éviter l'introduction rapide dans le courant circulatoire des 250 centimètres cubes de solution salée additionnelle.

En cas d'imperméabilité rénale, s'abstenir d'arséno-benzol par toutes voies [1].

Chez le nourrisson. — Certains auteurs préconisent des doses assez fortes, par exemple 0,30 centigrammes en deux doses de 0,15 centigrammes (Baisch) [2].

Il y a eu quelques mécomptes avec ce traitement appliqué à l'hérédo-syphilis du nourrisson.

Mais il y a une méthode indirecte d'administration, c'est d'injecter l'arsénobenzol à une chèvre et d'en faire boire le lait aux enfants (Jesionek [3]).

Mode d'administration. — Injection intra-musculaire, dans l'espace interscapulo-huméral ou mieux à la région fessière à 2cm au-dessous des crêtes iliaques.

1° *Injection intra-musculaire.*

1° *En suspension aqueuse.*

Préparer la solution extemporanément et non à l'avance. Dans une éprouvette de 0,50 centimètres cubes, mélanger :

Arsénobenzol......................	de 0,30 à 0,50 centigrammes.
Alcool méthylique..........	quelques gouttes.
Eau distillée stérilisée............	0,10cc

---

[1] A. GOUGET, Syphilis, néphrite et salvarsan (*Presse médicale*, 20 mars 1911).

[2] BAISCH, A propos d'un cas de pemphigus syphilitique chez un nouveau-né, traité par le salvarsan (*Münchener med. Wochenschr.*, 1911, n° 5).

[3] JESIONEK, Traitement de la syphilis congénitale par le lait de chèvre salvarsanisé (*Müncher med. Wochenschr.*, 1911, n° 22).

Puis lentement :

Lessive de soude décinormale..... 0,02cc à 0,10cc

Jusqu'à transparence du'mélange.
Puis enfin :

Eau distillée stérilisée............ 0,20cc

Pour diminuer l'alcalinité, ajouter :

Acide acétique 0,01 à 0,03 centimètres cubes (Loeb).

2º *En suspension huileuse* :

Pour rendre l'injection intra-musculaire moins douloureuse, on a pris l'huile comme véhicule.

Pour obtenir cette *suspension huileuse* : dans un récipient stérilisé, verser la poudre d'arséno-benzol, ajouter 1 à 2 centimètres cubes d'huile stérilisée, délayer à l'aide d'une petite baguette de verre, aspirer avec la seringue, remettre dans le récipient 1 à 2 centimètres cubes d'huile stérilisée, redélayer avec l'agitateur, aspirer et mêler bien intimement avant d'injecter.

La suspension huileuse ne donnerait pas une absorption rapide, d'où moindre action.

Il existe dans le commerce des préparations toutes faites, mais il faut les exiger fraîchement préparées ; elles ne se conservent pas au delà de trois semaines au plus.

2º *Injection intra-veineuse.*
Même préparation que la suspension aqueuse.
La préparation doit se faire extemporanément. On verse la poudre d'arsénobenzol dans 30 à 40 cen-

timètres cubes d'eau distillée stérilisée tiède ou chaude. On agite deux minutes.

On ajoute de la lessive de soude stérilisée à 25 p. 100, à la dose de 4 gouttes par 0,10 centigrammes d'arsénobenzol soit pour 0,40 centigrammes d'arsénobenzol 10 gouttes de lessive de soude. Il se produit un trouble, en agitant à nouveau la solution redevient limpide[1].

Ajoutez ensuite 160 à 180 centimètres cubes de solution de chlorure de sodium à 9 p. 1000.

Injecter le tout à 37° dans une veine du pli du coude ou du pied.

Il est préférable de pouvoir, après l'introduction de l'aiguille dans la veine, injecter d'abord un peu de solution salée physiologique pure sans addition encore d'arsénobenzol pour se rendre compte s'il ne fuse pas de liquide hors de la veine ; car, avec l'arsénobenzol, il y aurait l'inconvénient d'un abcès arsenical. Si le fait se produit, piquer la veine à un autre endroit. De même, pendant l'injection, ne jamais continuer si l'on suppose que le liquide passe dans le tissu cellulaire[2].

Pour s'assurer qu'on est bien dans la veine, aspirer un peu de sang dans la seringue ou le voir monter dans l'appareil, si l'on emploie un dispositif spécial[3].

Pour toutes les injections, et surtout pour les

---

[1] LEREDDE, Technique des injections intraveineuses d'arsénobenzol (*Presse médicale*, 16 septembre 1911).

[2] JEANSELME et A. VERNES, Technique de l'injection intra-veineuse de salvarsan (*Journal des praticiens*, 12 août 1911).

[3] G. MILIAN, Technique des injections intraveineuses de salvarsan (*Paris médical*, 13 juillet 1911).

injections intraveineuses, une *rigoureuse asepsie* est *obligatoire*.

Certains dispositifs maintenant dans le commerce permettent de remplir facilement cette condition, comme le suivant dont on comprend le fonctionnement (fig. 2).

Effets. — LOCALEMENT. — Injection intra-veineuse

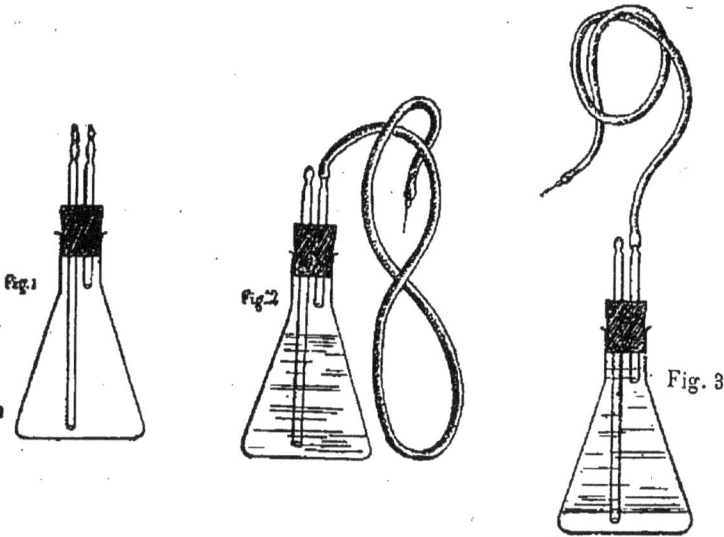

Fig. 2. — Appareil Paillard-Ducatte pour injections intra-veineuses.

non douloureuse, mais laissant des indurations de la paroi veineuse, injection intra-musculaire douloureuse surtout à partir du lendemain et pendant quatre à huit jours jusqu'à douze jours. Infiltration œdémateuse, quelquefois suppuration, souvent formation d'une poche kystique persistante, dont on a dû faire l'ablation.

GÉNÉRALEMENT. — Fièvre 38° à 40° les trois premiers jours, mais seulement chez les syphilitiques, quelquefois troubles cardiaques, arythmie, éruption, puis montée du poids. Avance des règles chez la femme.

Action. — Mort des tréponèmes vérifiée par la réaction de Gengou et Bordet, dite de Wassermann, au bout de un à six et sept jours après l'injection, quelquefois seulement au bout de quatre semaines.

Leucocytose jusqu'à 38000 (Neisser).

Elimination par l'urine jusqu'au quatrième jour (injection intra-veineuse), jusqu'au douzième (injection intra-musculaire); par les fèces pendant six jours (injection intra-veineuse) pendant dix jours (injection intra-musculaire).

Localement, persistance plus de trente-six jours dans les muscles fessiers[1].

Abaissement de la tension artérielle (Sieskund).

Cicatrisation rapide des chancres, des plaques muqueuses, résorption des gommes, des accidents d'hérédosyphilis.

Accidents. — Outre la réaction fébrile, rétention d'urine, albuminurie avec cylindrurie, abolition du réflexe patellaire, constipation.

Accidents articulaires (H. Gaucher et H. Guggenhemer), hémorragie cérébrale (Fischer).

Donc, surveiller les reins, le foie, le cœur et les vaisseaux.

---

[1] EHRLICH, *Berliner med. Gesellschaft*, 22 juin 1910.
BOHAC et SOBOTKER, *Wiener klinische Wochenschrift*, 30 juillet 1910.

Récidives possibles[1] et plus rapides qu'avec le mercure[2], troubles oculaires[3]; *guérit certains accidents, mais non la maladie*[4].

7° Autres arsenicaux de même série chimique que l'arsénobenzol.

Arsenphényliodohydioxyamine $C^{12}H^{10}O^2I^2Az^2As^2$ de poids moléculaire de 435 et contenant 34 p. 100 d'arsenic comme l'arsénobenzol (606) d'Ehrlich.

Arsenphénylchlohydroxyamine $C^{12}H^{10}O^2Cl^2Az^2As^2$ de poids moléculaire de 612 et contenant 24 p. 100 d'arsenic.

Dose. — 0,20 centigrammes chaque semaine, renouveler.

Indications. — Celles de l'arsénobenzol.

8° Brome.

Principe de la méthode. — Parenté chimique avec l'iode.

---

[1] J. Dumont, La nouvelle préparation arsenicale d'Ehrlich (606) dans le traitement de la syphilis (*Presse médicale*, 20 août 1910).
E. Emery, La préparation « 606 ». Paris, 1910.
[2] Rochon-Duvignaud, Troubles oculaires et injections de 606 (*Société médicale des hôpitaux*, 26 mai 1911).
[3] Balzer. Burnier et Garsaux, Traitement de la syphilis par de nouveaux dérivés arsenicaux dus au Dr Mouneyrat, l'arsenphénylchlorohydroxyamine et l'arsenphényliodohydroxyamine (*Société de dermatologie et de syphiligraphie*, 2 mars 1911. *Bulletin* 22e année n° 3, p. 108). — Balzer, Les nouveaux traitements de la syphilis (*Paris médical*, sept. 1911).
[4] Lévy-Bing et Duroeux, Le 606 en injections intra-musculaires dans le traitement de la syphilis (*Annales des maladies vénériennes*, t. VI, n° 3, mars 1911, p. 161).

Mode d'administration. — *Eau bromée*, soit à l'intérieur, soit plus souvent comme topique.

Mode d'action et effets. — Ceux de l'iode.

Indications. — *Syphilis rebelles* aux iodures et au mercure.

9° **Cuivre.**

Principe de la méthode. — Mercure et cuivre ont aussi une parenté clinique (A. Price).

Nature de l'agent médicamenteux. — Sulfate de cuivre.

Mode d'administration. — On associe avantageusement au sulfate de cuivre l'arsenic, le fer et l'iode.

Dose. — De 1/4 de milligramme jusqu'à 2 milligrammes de sulfate de cuivre trois fois dans la journée.

Interrompre de temps en temps, un jour au plus chaque semaine.

Effets thérapeutiques. — Action surtout sur les adénopathies et les plaques muqueuses.

Accidents. — Symptômes d'intolérance : boulimie, prostration, faiblesse cardiaque.

Indications. — *Syphilis* en général.

Contre-indication. — Cachexie syphilitique.

10° **Nitrite de sodium.**

Principe de la méthode. — Les propriétés bactéricides de ce sel ont fait penser à l'appliquer au traitement de la syphilis (Petrone, de Naples).

Nature du médicament. — Le nitrite de sodium en solution à 2 ou 3 p. 100.

Mode d'administration. — Voie sous-cutanée.

Doses. — De $0^{gr},05$ à $0^{gr},50$ graduellement, en deux injections chaque jour.

Effets. — A. Locaux. — Un peu de douleur à l'injection et un peu d'empâtement.

B. Généraux. — Rétrocession des accidents syphilitiques.

Indications. — *Syphilis* rebelle aux traitements habituels. Voir : *Hypotensive (Médication)*.

11° **Pilocarpine** (Robinson).

Nature du médicament. — Chlorhydrate de pilocarpine, soit concurremment avec le mercure, soit dans l'intervalle de deux périodes d'administration de ce médicament.

Mode d'administration. — En solution ou en pilules.

Dose. — 2 à 8 milligrammes répétés deux ou trois fois par jour.

Résultats. — Disparition d'accidents qui avaient résisté jusque-là aux mercuriaux.

Action favorable dans la stomatite mercurielle.

Indications. — *Syphilis* et comme adjuvant dans la stomatite mercurielle.

12° **Or**.

Principe de la méthode. — L'or se place à côté du mercure par son rang de classification chimique, d'où substitution thérapeutique.

Nature du médicament. — *Bromure d'or*, en pilules.

Dose. — On n'emploie que *quelques milligrammes.*

Mode d'action et effets. — Action analogue au mercure.

Accidents. — Délire, excitation cérébrale, palpitations ; le bromure n'est pas exempt de ces accidents d'aurisme.

Indications. — *Syphilis*, quand le mercure ne donne pas de résultat.

13° Uranate d'ammoniaque (Méthode d'Aillaud)[1].

Principe de la méthode. — Par l'absorption simultanée de ce sel dans tous les tissus, on espère pouvoir atteindre et détruire tout germe spécifique dans l'organisme.

Nature du médicament. — Uranate d'ammoniaque, poudre jaune très fluorescente, radio-active, dit jaune d'urane. On l'emploie sous forme de *l'huile jaune* suivante :

Uranate d'ammoniaque.................... 5 grammes.
Huile de vaseline stérilisée. Q. S. pour faire 100 cent. cubes.

Mode d'administration. — *Injections* profondes, intramusculaires.

---

[1] L. JULLIEN, Traitement de la syphilis par l'uranate d'ammoniaque (Méthode d'Aillaud) (*Bulletins et mémoires de la Société de médecine de Paris*, 9 novembre 1907, n° 9, p. 289).

Dose. — 1 centimètre cube de la solution huileuse, soit 0^{gr},05 d'uranate d'ammoniaque.

Répéter tous les huit jours, pendant des semaines ou des mois, selon les cas et les circonstances.

Effets. — A. LOCAUX. — Pas de douleur, ni tuméfaction, ni nodosité.

B. GÉNÉRAUX. — Pas d'intolérance.

Résultats. — Rétrocession des manifestations syphilitiques, action favorable sur les syphilis ainsi soignées par L. Jullien ; ces syphilis étaient des syphilis d'intensité moyenne.

14° **Quinine, injections intraveineuses** (Lenzmann).

Mode d'administration. Nature du médicament. — Chlorhydrate de quinine :

Chlorhydrate de quinine............	10 grammes.
Chlorure de sodium................	0^{gr},75
Eau distillée stérilisée............	100 grammes.

Dose. — Agiter et chauffer avant l'usage.

Une injection par jour les trois premiers jours, puis une injection tous les deux jours (2 fois) et enfin une injection tous les quatre ou cinq jours. Dose totale pour une cure, 4 à 5 grammes de chlorhydrate. A la dose de 5 centigrammes, quelques vertiges passagers.

15° **Goudron** [1].

Nature du médicament et mode d'application. — Goudron, en badigeonnages.

Indication. — *Syphilides cutanées.*

---

[1] THIBIERGE, Syphilis maligne guérie par des badigeonnages

ANTITACHYCARDIQUE (MÉDICATION).

Nature des médicaments. — Vomitifs, ipéca, émétique, apomorphine ou autre vomitif.

Effets. — Arrêt de la tachycardie, pouls retombant de 200 à 80.

Indication essentielle.—*Tachycardie paroxystique.*

Contre-indications. — Asystolie, sénilité, tuberculose et tachycardie non essentielle.

ANTITÉTANIQUE (MÉDICATION).

CHOLESTÉRINE[1], SULFATE DE MAGNÉSIE[2]. CHLORAL DANS LE TÉTANOS.

1º Cholestérine.

Principe de la méthode. — La pathogénie du tétanos peut s'énoncer ainsi : infection par le bacille tétanique, sécrétion de toxine, fixation de cette toxine sur le système nerveux par l'intermédiaire de la lécithine et de la cholestérine. De ces deux substances, la cholestérine possède le pouvoir de fixation le plus actif ; ce pouvoir de fixation s'exerce aussi en dehors du système nerveux. Ces constatations ont fait penser aux auteurs à la possibilité de fixer la toxine tétanique. Avec le sulfate de magnésie, on produit une inhibition nerveuse.

---

de goudron de houille (*Soc. de dermat. et de syph.*, 7 juillet 1910).

E. DEVIC et P. LAVY, La médication vomitive dans la tachycardie paroxystique (*Presse médicale*, 18 juin 1910).

[1] ALMAGIA et MANDES (Rome), Deux cas de tétanos traités par la cholestérine et suivis de guérison (*Riforma medica*, 15 juin 1907, p. 651-653).

[2] GRIFFON et LIAN, Traitement du tétanos par les injections intrarachidiennes de sulfate de magnésie (*Société médicale des hôpitaux*, 24 juillet 1908).

Nature du médicament. — Cholestérine en injections sous-cutanées.

Dose. — 15 centigrammes, puis 30 centigrammes, puis 1 gramme et $1^{gr},50$ par jour jusqu'à $2^{gr},80$.

Effets. — Rétrocession des symptômes tétaniques à partir du cinquième jour de traitement.

2º **Sulfate de magnésie.**

Principe de la méthode. — Neutraliser la toxine tétanique.

Nature du médicament. — Sulfate de magnésie.

Sulfate de magnésie............... $5^{gr},25$
Eau distillée............ Q. S. p. 100 cent. cubes.

Mode d'administration. — Injections intrarachidiennes; voir *Rachidienne (Médication)*.

Dose. — 1 centigramme à $12^{kg},500$ à 25 p. 100, ou 3 centimètres cubes à 5,25 p. 100.

On aurait parfois des accidents[1].

3º **Chloral.**

Hydrate de chloral pur.............. 5 grammes.
Eau distillée stérilisée.............. 95 —
(D'Espine).

ou peut-être mieux :

Hydrate de chloral...................... $2^{gr},50$
Eau distillée stérilisée.................. $98^{gr},5$
(Mayor).

---

[1] LENORMANT, Tétanos traité par l'injection intrarachidienne de sulfate de magnésie. Mort subite (*Société médicale des hôpitaux*, 5 mars 1909).

D'ESPINE, Tétanos idiopathique guéri par le chloral en injections intraveineuses (*Société médicale de Genève*, 10 mars 1910).

4.

Dose. — 1 gramme de chloral, soit 20 centimètres cubes de la solution à 5 p. 100 en répétant et en augmentant jusqu'à 2, 6, 10 grammes de chloral soit 40, 120, 200 centimètres cubes de la solution de D'Espine et le double de la solution de Mayor.

Mode d'administration. — Injection intra-veineuse.

Indications. — *Tétanos.*

SÉRUM ANTITÉTANIQUE (Voir plus loin).

ANTITUBERCULEUSES (MÉDICATIONS).

Amyleusulfase [1].

Nature du médicament. — Solution huileuse de leucites saturée d'anhydride sulfureux pur. Les éléments cellulaires figurés proviennent des cellules végétales de la pomme de terre (amyloleucites).

Mode d'administration. — Injections hypodermiques.

Dose. — 1 à 5 centimètres cubes.
Répéter tous les jours ou seulement deux ou trois fois par semaine selon les circonstances.

Effets. — Pas de réaction locale, pas de réaction générale, fébrile ou autre.
Augmentation du taux de l'hémoglobine, qui en

---

[1] E. PIOGEY, Préparation nouvelle employée avec succès dans la tuberculose et dans la lèpre, dénommée amyleusulfase (Société médicale du IX° arrondissement, 14 février 1907; *Bulletin officiel des Soc. méd. d'arrondissement*, août 1907).

deux mois remonte, à l'hématoscope d'Hénocque, à 10 et même 12 p. 100.

Augmentation de la pression artérielle et de la pression artério-capillaire.

Mode d'action. — Par elles-mêmes, les cellules végétales introduites dans l'organisme provoquent une puissante action réductrice et favorisent la naissance d'anticorps.

L'adjonction de l'anhydride sulfureux fixé sur les cellules végétales augmente la continuité du pouvoir de réduction et ajoute un effet désoxydant plus actif.

Indications. — *Tuberculose* de toutes formes et de toutes localisations, *lèpre*.

Hypérémique (Méthode) ou Méthode de Bier.

La méthode consiste dans l'application d'un masque construit de façon à raréfier l'air de l'inspiration d'une façon graduelle.

Il existe d'autres dispositifs pour les tuberculoses locales.

Mode d'action. — Grâce à ce dispositif et à cette raréfaction de l'air contenu dans les poumons, appel de sang au niveau des alvéoles et des diverses ramifications de l'arbre aérien, d'où hypérémie générale de l'organe.

Les différents appareils pour applications locales sont disposés de façon à produire cette hypérémie locale.

Effets. — A. LOCAUX. — Diminution de la toux, facilité de l'expectoration, disparition graduelle des signes d'ulcération.

B. Généraux. — Multiplication des érythrocytes, des leucocytes, augmentation de l'hémoglobine. Ces effets seraient persistants.

Indications. — *Catarrhes divers* des voies respiratoires, *coqueluche, pneumonie, bronchopneumonie, tuberculose*[1].

Tuberculoses locales, tumeurs blanches.

AZOTE[2] (INJECTIONS INTRAPLEURALES).

Nature de la préparation et mode d'administration. — Gaz azote pur.

Injection dans la plèvre : un litre et plus selon la résistance à l'introduction.

Injection lente, sans force exagérée.

Effets. — Chute de la température, malgré la marche, la fatigue, les règles.

Diminution de la toux, de l'expectoration.

Relèvement de l'état général.

Accidents. — Emphysème sous-cutané, syncope.

Indications. — *Tuberculose unilatérale.*

Contre-indications. — Chez les sujets à *cœur petit*, crainte de *syncope*.

---

[1] Kuhn, Du traitement hygiénique des affections pulmonaires par le « Lungensaugmaske » (*XXIVe Congrès allemand de médecine*, Wiesbaden, 15-18 octobre 1907).

[2] Balvay et Arcelin, Traitement de la tuberculose pulmonaire par la mise au repos du poumon au moyen d'injection d'azote dans la cavité pleurale (méthode de Forlanini) (*Association française pour l'avancement des sciences*, 18e Congrès de Lille, 3-7 août 1909).

Cholestérine et extrait de bile par l'éther de pétrole (paratoxine)[1].

Principe de la méthode. — La bile en nature, les acides biliaires et, en particulier, la cholestérine semblent se conduire comme un antitoxique; il en est ainsi pour le venin de vipère (Phisalix, 1897).

Les injections sous-cutanées de cholestérine et celles d'extrait de bile obtenues par l'éther de pétrole donnent aux animaux en expérience une résistance plus forte au processus tuberculeux.

Nature et mode d'administration du médicament. — Cholestérine ou extrait de bile par l'éther de pétrole, en injections sous-cutanées.

Effets locaux. — Pas de réaction au lieu de l'injection.

Résultats. — Diminution de la fièvre, des sueurs, de la prostration, réveil de l'appétit, pouls plus calme, amélioration de l'état local, diminution des bacilles dans les crachats, augmentation du poids, 5 kilogrammes en un mois.

Résultat d'autant plus favorable que la tuberculose est moins avancée.

Mode d'action[2]. — Action protectrice du foie contre les poisons microbiens.

---

[1] G. LEMOINE et E. GÉRARD (de Lille), Essais sur une thérapeutique nouvelle de la tuberculose basée sur l'action antitoxique du foie (*Académie de médecine*, 8 octobre 1907).

[2] G. LEMOINE et E. GÉRARD, Hypothèses sur l'action antitoxique du foie vis-à-vis des poisons tuberculeux (*Académie de médecine*, 20 novembre 1907).

Indications. — *Tuberculose pulmonaire* principalement et surtout premier et deuxième degré, même au troisième, autres tuberculoses d'organes.

Cuivre.

Principe de la méthode. — Chez les ouvriers qui manipulent le verdet pas de tousseurs et les tousseurs guérissent (Billard [1]).

Nature du médicament, dose et mode d'administration. — Sous-acétate de cuivre chimiquement pur, pulvérisé : 1 kilogramme. Avec une carte, faire tomber la poudre dans une cuvette de plus en plus haut pour obtenir de la poussière.

Quand le verdet ne donne plus de poussière, quinze jours environ, le pulvériser à nouveau dans un moulin à poivre par exemple.

Respirer cette poussière une demi-heure matin et soir au plus.

Résultats. — Chez une trentaine de malades :

1º Disparition de la toux.

2º Augmentation du poids et des forces.

3º Diminution ou disparition de l'expectoration.

4º Régression des signes stéthoscopiques.

Mode d'action. — Au contact des muqueuses respiratoires, décomposition lente en acide acétique et oxyde de cuivre ; ce serait l'acide acétique naissant qui entraverait le développement microbien.

Voir : *Sérothérapie, sérums antituberculeux, vaccins, tuberculines.*

---

[1] G. BILLARD, Traitement de la tuberculose pulmonaire par les inhalations de poussières de verdet (*Progrès médical*, 7 avril 1909).

Atoxyl (A. Cayrol). Voir *Antisyphilitique* (*Médication*), *Atoxyl*.

BACTÉRIOTHÉRAPIE INTESTINALE (asepsie intestinale par les microbes) ou **BACTÉRIOTHÉRAPIE LACTIQUE**.

Principe de la méthode. — L'intestin constitue une fabrique de poisons. Ces poisons résultent de phénomènes de putréfaction intestinale. Cette putréfaction intestinale dépend elle-même du développement de microbes putridogènes anaérobies, vivant des substances albuminoïdes en transformation.

Dans le milieu intestinal, dans les conditions ordinaires, la masse complexe que forment les aliments, hydrates de carbone et albuminoïdes mélangés, subit au début l'attaque des agents acidogènes, qui ont surtout prise sur les hydrates de carbone. Lorsque l'acidité s'est développée à son maximum, par son excès même elle arrête l'action des microbes acidogènes, et cela plus ou moins tôt, selon la résistance des espèces existantes.

Le milieu se neutralise ; les microbes putridogènes entrent en jeu avec attaque des albuminoïdes et dégagement de gaz et de produits ammoniacaux, amines complexes et ptomaïnes, qui rendent le milieu basique. En même temps se forment des phénols, des sels d'acides sulfoconjugués, indol, skatol.

Le problème général de l'asepsie intestinale est donc celui-ci : entraver la vie des microbes putridogènes, et pour y porter entrave maintenir l'acidité du tube digestif.

On s'y est essayé de différentes manières, par exemple à l'aide de composés chimiques producteurs d'oxygène, les peroxydes, en particulier l'hypogan ou peroxyde de magnésium MgO^2 ou celui de calcium CaO^2, enrobés de façon à n'être mis en liberté que dans l'intestin, par exemple sous *enveloppe kératinisée*.

Mais on semble y parvenir surtout par l'administration de ferments acidogènes et en particulier du *ferment lactique*, et principalement de certaines variétés sélectionnées de ce ferment, pouvant bien vivre comme anaérobies et en milieu d'une acidité même assez accentuée.

Le principe trouverait son application même en dehors du tube digestif, dans la vessie, par exemple [1].

Mycodermothérapie.

Avant l'emploi des ferments lactiques, on avait déjà essayé la substitution de champignons microscopiques, *levure de bière*, *ferment vinique* du raisin.

Indications. — Affections de la peau, *acné*, et principalement *furonculose*.

Bactériothérapie.

Jusqu'ici la bactériothérapie ne comprend qu'une application pratique usuelle, la *bactériothérapie*

---

[1] G. ROSENTHAL et CHAZARAIN-WETZEL, De l'emploi des ferments lactiques (bacille bulgare et streptocoque lactique) dans le traitement des infections des voies urinaires et de la vessie en particulier (*Société de thérapeutique*, 9 juin et 28 octobre 1909).

lactique, comprenant l'emploi de divers ferments lactiques plus ou moins sélectionnés, soit purs, soit le plus souvent en association ou *symbiose*.

1° *Laits caillés*.

Avant de recourir aux cultures de ferments lactiques, on a utilisé les laits caillés et les laits aigris.

2° *Lait caillé indigène* (*Bacillus acidilactis aerogenes*):

Abandonné à lui-même, le lait s'ensemence naturellement des bacilles lactiques flottant dans l'air, et en particulier du *Bacillus acidilactis aerogenes*.

Dans le lait caillé, 0,60 p. 100 du lactose ont été transformés en acide lactique.

Mode de préparation. — Tiédir le lait à 25° ou 30°. L'additionner par litre d'une pointe de couteau de présure sèche de Witte ou de pegnine de Hochst. Laisser exposé à la tiédeur du foyer.

Consommer au bout de deux heures et plus de préférence, pour obtenir, si on le désire, le maximum d'acide. Ce maximum n'est pas toujours indiqué.

Prendre tel quel, pur, à la cuiller, ou sucré au sucre ordinaire, ou mieux à la lactose qui fournira dans l'intestin un aliment au développement des microbes lactiques utiles.

Aromatiser à volonté avec de la cannelle ou du citron.

Dose. — D'une tasse à thé à un bol, deux fois par jour à la fin des repas, soit à jeun, soit au goûter.

Le lait caillé par ensemencement naturel est exposé à contenir, en dehors des bacilles lactiques utiles, des impuretés et des bacilles nuisibles, bacille tuberculeux, vibrion cholérique, bacille typhique, levures, torulas et oïdium divers, et parfois des traces de matières fécales.

3° *Yoghourth* ou *lait caillé bulgare*, *maya bulgare*.

Préparation. — Lait préalablement bouilli, ce qui élimine les germes étrangers et en particulier les bacilles butyriques.

Pour éviter le goût de suif, employer du lait écrémé. Ensemencer avec le *maya bulgare* d'origine, levures et bacilles lactiques, levures produisant de l'alcool et bacilles de l'acide lactique ou avec les produits spécialement préparés.

On trouve dans le yogourth (Fouard) 10 grammes d'acide lactique par litre de lait ; 38 p. 100 de la caséine ont été solubilisés, 68 p. 100 du phosphate de chaux ont de même été solubilisés.

Il y a aujourd'hui couramment dans le commerce des ferments tout préparés : yogourthogène (Carrion), lactobacilline (Metchnikoff), biolactyl (Fournier), bulgarine (Thépenier), etc. Avec les produits spéciaux, il y a quelques variantes dans le mode de préparation usité.

Dose. — 500 à 700 centimètres cubes par jour, aux repas ou en dehors d'eux.

4° *Babeurre cru*.

Moyen d'administrer le bacille lactique, surtout aux nourrissons.

Mode de préparation. — Lait de vache pasteurisé. Ensemencer avec des bacilles lactiques sélectionnés. Quand la préparation est à point, la faire prendre telle quelle, sans la stériliser au préalable.

Effets. — Arrêts de la diarrhée et des fermentations intestinales, augmentation de poids de l'enfant.

Indications spéciales. — *Entérites fermentatives* principalement des enfants, plutôt que les entérites inflammatoires [1].

Ferments lactiques.

Au lieu de lait caillé, on prescrit souvent les *ferments en nature* avec observation d'un régime.

Nature du médicament. — Pour instituer la bactériothérapie intestinale, on peut avoir recours soit aux *bouillons de culture* mêmes, soit à la culture des bacilles desséchés sous forme de *comprimés* ou de *pastilles*.

Habituellement on commence toujours par le bouillon de culture, plus actif, plus pur. Ce n'est que pour en prolonger l'effet qu'on s'adresse aux produits présentés à l'état sec, toujours moins actifs, plus faciles à se revêtir d'impuretés.

Les bouillons contiennent soit le bacille bulgare (Thépenier) associé à l'indigène (Metchnikoff) [2]

---

[1] DUNN, Traitement des entérites infantiles par les bacilles lactiques vivants (*Archives of pediatrics*, 1907).

[2] METCHNIKOFF, *Études sur la nature humaine*, p. 77, 297 et suivantes; *Essais optimistes*, p. 220 et suivantes; *Quelques remarques sur le lait aigri*; Conférence à Paris, *Revues rose et bleue*, mai 1904; Conférences à Londres, *Revue des sciences pures et appliquées*, mai 1906; *Annales de l'Institut Pasteur*, décembre 1902, août 1903, février 1905, mai 1905, décembre 1906. — MICHEL COHENDY, *Revue de biologie*, 17 février, 24 mars, 31 mars et 19 mai.

soit les variétés orientales (Fournier [1]), etc.

On cherche à acclimater dans les cultures des variétés de ferment lactique capables de vivre dans un milieu contenant le maximum d'acide lactique possible. Ainsi certains ne sont pas contrariés par 34 à 35 grammes d'acide lactique par litre.

Le bouillon de H. Tissier [2] contient le *Bacillus acidi paralactici*, soit seul, soit le plus souvent en symbiose avec le *Bacillus bifidus communis*, hôte prédominant de l'intestin normal.

On trouve les ferments lactiques en culture ou en comprimés dans les produits spécialisés sous les noms de lactobacilline, lactéol, biolactyl, bulgarine, eulactine, etc.

Pour les bouillons de culture, veiller à la fraîcheur de la préparation.

1906. — COMBE (de Lausanne), *L'auto-intoxication intestinale*, 1911, p. 436 et suivantes ; *Presse médicale*, 1906, p. 140 ; 1907, p. 433. *Tribune médicale*, 1906, n° 8 ; *Pédiatrie pratique* ; *Journal des praticiens*, 26 mai 1906 ; *Revue de Paris*, Entérites et microbes intestinaux, novembre 1906 ; *Medical Press*, janvier 1907. — MAURICE DE FLEURY, *Quelques conseils pour vivre vieux*. — Médicaments microbiens, bactériothérapie, vaccination, sérothérapie, par METCHNIKOFF, SACQUÉPÉE, L. MARTIN, VAILLARD, DOPTER, SALIMBENI, BESREDKA, WASSERMANN, LEBER, DUJARDIN-BEAUMETZ et CALMETTE (*Bibl. de Thérapeutique* GILBERT et CARNOT).

[1] ALBERT FOURNIER, De l'emploi des ferments en vue de la désinfection intestinale, conférence faite à l'hôpital Tenon, service de M. le Dr Caussade (*Presse médicale*, 26 janvier 1907, p. 59).

[2] H. TISSIER, Recherches sur la flore intestinale normale et pathologique du nourrisson (*Congrès international de médecine*, Paris, 1900, comptes rendus ; *Médecine de l'enfance*, p. 208) et thèse de Paris, 1900. — Traitement des infections intestinales par la méthode de transformation de la flore bactérienne de l'intestin (*Société de biologie*, 17 février 1906).

Mode d'emploi. — C'est exclusivement par la bouche que s'administrent les ferments lactiques, soit en nature, soit dans de petites capsules de caoutchouc fermées par un catgut kératinisé (Laufer et Bourgeois).

Dose. — *Culture.* — En général, à chaque repas, un verre à madère ou un verre à bordeaux, selon le produit adopté.

Du reste, chaque préparation est accompagnée d'une notice qui indique les particularités d'administration de chacune. Pour favoriser le développement des bacilles lactiques dans l'intestin, on ordonne :

1º MÉDICATION ADJUVANTE. — Faire prendre chaque jour environ 50 grammes de *lactose*, plus si besoin.

Pour aider à la digestion de la quantité assez forte de féculents absorbés, il est utile de prescrire une *diastase*, extrait de malt, amylodiastase.

2º RÉGIME ADJUVANT. — Au début du traitement, régime strictement hydrocarboné : ni viande, ni poisson, ni œuf, ni lait.

Supprimer le fromage.

Sont permis tous les autres aliments préparés de façon quelconque, au jus, au beurre, à la crème, en friture, au four, avec des sauces.

Pour la préparation des aliments, on pourra se servir d'une petite quantité de lait, d'œuf ou de fromage râpé.

Ni thé, ni café.

Comme menus, par exemple :

Le matin : soupe aux légumes.

A midi : potage gras ou maigre ; légume farineux (pommes de terre, marrons, riz, et en quantité moindre: haricots, pois, lentilles) ou bien pâte ; légume vert cuit ou cru en salade, ou encore carottes, navets, choux-fleurs, céleri, concombres, tomates, champignons, etc. ; entremets, dessert, petits fours, confitures, miel et tous les fruits crus ou cuits ; gâteau de riz, de semoule, plum-pudding, toutes les pâtisseries, sauf à la crème d'œuf.

Le soir : même genre de repas.

Suivre ce régime pendant trois semaines, un mois si nécessaire. Certains sujets supportent mal une trop longue durée de ce régime hydrocarboné.

Au bout de ce temps, permettre un peu de viande maigre, d'abord jambon d'York, puis volaille rôtie, puis viande rouge rôtie, une ou deux fois par semaine, puis presque chaque jour, mais jamais qu'une seule fois par jour, 200 grammes par jour, pas plus, mais pas de charcuterie. Pas d'alcool, sous aucune forme.

Pendant la période aiguë, *boissons très chaudes* aux repas (camomille, menthe ou tilleul) ; plus tard, vin en très petite quantité et de bonne qualité ; café et thé d'abord supprimés, puis permis d'une façon modérée, au fur et à mesure de l'amélioration.

Pour remplacer le café, graines torréfiées, malt Kneipp, Moféol Heudebert.

On peut aussi fournir aux ferments normaux de l'intestin un milieu électif, stérilisé, favorisant leur développement et leur prédominance [1].

---

[1] LAUFER et BOURGEOIS, Nouvelle méthode de traitement des

Nature de la préparation. — A l'aide du lait on prépare un liquide qui contient, par litre, 60 grammes de matières dissoutes, dont :

Caséine. .... Néant.
Lactose.............................. 55 grammes.
Sels minéraux....................... 4^{gr},5

Dose. — Un quart à demi-litre par vingt-quatre heures.

Mode d'administration par la bouche, soit seul, soit en même temps qu'une culture de bacille lactique faite dans le même milieu.

Indications. — Entérites, entérocolite muco-membraneuse, constipation.

Effets. — Acidification assez rapide du milieu intestinal. On peut constater l'acidité des selles et la présence du bacille bulgare vivant à partir du troisième ou du quatrième jour de traitement.

Diminution des acides sulfo-conjugués décelables à l'analyse ; mais il faut tenir compte du régime, qui, pauvre en azote, fournit naturellement moins de sulfo-éthers [1].

Diminution et cessation de la constipation ou de la diarrhée, selon que l'une ou l'autre existait. Retour au bon aspect de la langue, etc.

Mode d'action. — L'examen des matières fécales

---

entérites par imprégnation de l'intestin avec un milieu électif de la flore microbienne normale (*Société de thérapeutique*, 15 avril 1910).

[1] H. LABBÉ et G. VITRY, Les effets de la bactériothérapie lactique sur la digestion intestinale (*Presse médicale*, 14 août 1 09.

montre que les ferments ingérés se développent seuls.

« En milieu sucré, une bactérie ferment acide (ferment mixte) peut arrêter l'action et le développement d'un autre ferment putride (ferment simple), et un ferment acide fort peut arrêter l'action et le développement d'un ferment acide faible [1]. »

Un inconvénient du développement du ferment lactique est de diminuer le coefficient d'absorption intestinale (H. Labbé et G. Vitry).

Indications de la bactériothérapie lactique.

A. **Indications propres à la médication par les ferments.** — *Entérites* de toutes natures, entérocolites glaireuse, calculeuse, muco-membraneuse, constipation habituelle, fermentations intestinales, auto-intoxications gastro-intestinales.

Affections gastro-intestinales des jeunes enfants.

Dyspepsies intestinales, dyspepsies gastriques.

Fièvre typhoïde, dysenterie bactérienne (conjointement avec la sérothérapie).

Appendicite, occlusion intestinale, hernie étranglée, comme médication adjuvante ou prophylactique.

---

[1] H. Tissier et Martelly, *Annales de l'Institut Pasteur*, 1903. — G. Rosenthal et P. Chazarain-Wetzel, Bases scientifiques de la bactériothérapie par les ferments lactiques (*Société de thérapeutique*, 23 juin et 28 octobre 1909).

G. Rosenthal. Bases scientifiques de la bactériothérapie par les ferments lactiques. Le bacille bulgare contre les associations microbiennes. Rôle essentiel de l'acidification (*Société de biologie*, 30 avril 1910).

Affections hépatiques, affections rénales.

Affections cutanées : dermatoses, acnés, eczémas, furoncles, urticaires.

Suralimentation des tuberculeux, alimentation au lait stérilisé (comme correctif).

B. **Indications propres à la médication acide.** —
Arthritisme, rhumatisme [1] (l'acide lactique produit entrave le développement du microbe du rhumatisme) migraines, *diabète* gras et maigre surtout, *artériosclérose, neurasthénies.*

Contre-indications. — *Tuberculose* et toutes les affections où une absorption azotée est nécessaire (H. Labbé et G. Vitry) et où les acides sont contre-indiqués.

CALCIQUE (MÉDICATION), CHLORURE, LACTATE DE CALCIUM.

Le chlorure de calcium a reçu depuis peu de temps quelques applications nouvelles.

1° **Anti-hémorragique.**

Son emploi dans les hémorragies compte déjà plus d'ancienneté.

Il n'en est pas de même des indications suivantes.

2° **Anti-éruptif, antiprurigineux.**

Dose. — Chlorure ou lactate de calcium, de $0^{gr},50$ à 1 gramme chez les enfants.

---

[1] G. ROSENTHAL, Bases scientifiques de la bactériothérapie par les ferments lactiques (*Société de l'internat des hôpitaux*, 24 février 1910).

5.

Lactate de calcium................. 10 grammes.
Eau distillée....................... 200   —
(Bettmann [1]).

Une à deux cuillerées à bouche une heure avant
le repas, trois fois par jour, pendant trois ou
quatre semaines.

Mode d'action. — D'après Wright, dans les conditions étiologiques de certaines urticaires, on
compte l'ingestion de fruits acides, l'injection de
sérum, les lavements de savon, etc., conditions
dans lesquelles interviennent des substances qui
rendent le sang moins coagulable, en lui soustrayant
et en immobilisant les sels de chaux. Chez certains
malades, en même temps que la disparition de
l'urticaire, on constate que le sang reprend sa
coagulabilité et sa teneur normale en calcium. De
là l'idée d'appliquer les sels de calcium.

Il y aurait relation directe entre la diminution de
coagulabilité et la production des érythèmes
divers plus ou moins urticariens et de l'urticaire.

Du reste, l'ion calcium joue un rôle important
dans le fonctionnement de la cellule.

Indications. — On le prescrit, comme *anti-éruptif*,
contre les *éruptions sériques* consécutives à l'injection de sérum antidiphtérique, antiméningoccoci-
que, ainsi que l'a préconisé A. Netter [2].

---

[1] BETTMANN, Sur le traitement interne des maladies de la peau
par les sels de chaux (*Münchner med. Wochenschrift*, 22 juin
1909).
[2] A. NETTER, Le chlorure de calcium comme moyen préventif
des éruptions après injection sous-cutanée de sérum. Effets
moins satisfaisants dans les injections intrarachidiennes (*Société
de biologie*, 17 juillet 1909).

Mais le chlorure de calcium ne limiterait pas son action aux seules éruptions sériques ; il agirait aussi sur toutes les *urticaires* (Wright), dans les *œdèmes aigus*, les *engelures* et le *prurit*.

3° Antispasmodique.

Le chlorure de calcium antiprurigineux exerce une action modératrice évidente sur le système nerveux ; il peut rendre le service d'*antispasmodique* dans les affections convulsives du système nerveux.

Indications. — D'après la pratique de A. Netter : dans la *tétanie*, les *spasmes de la glotte*, la *laryngite striduleuse*, les *convulsions de toutes natures*[1].

Mode d'action. — Au cours des diarrhées et de certaines intoxications chez l'adulte, comme chez le jeune enfant, se produit une spoliation calcaire ; il y a en effet excès de sels calcaires dans les urines des enfants tétaniques (Oddo et Carle) ; par contre, le cerveau des enfants tétaniques montre un déchet calcaire (Robert Quest).

L'administration des sels de calcium parerait à cette situation (J. Loeb).

Le lait se montre utile dans les états spasmodiques, probablement par sa teneur en sels calciques.

Dose. — La dose a son importance ; exagérée, elle irait contre le but. Pas assez de calcium dans le sang conduit à la tétanie ; trop aboutit au même résultat ; donc, *ne pas exagérer les doses*.

Entre un an et deux ans, jusqu'à 1^{gr},50 et 2 gram-

---

[1] A. NETTER, Le chlorure de calcium dans les névroses convulsives (*Société de biologie*, 15 mars 1907).

mes dans les vingt-quatre heures; mais déjà 15 centigrammes peuvent suffire quotidiennement à un enfant de quinze mois.

> Chlorure de calcium.................. 2 grammes.
> Sirop d'écorces d'oranges amères..... 40   —
> Hydrolat de tilleul.................. 60   —

soit 10 centigrammes par cuillerée à café, 20 centigrammes par cuillerée à dessert.

4° Anti-albuminurique.

Le chlorure ou plutôt le lactate de calcium a été donné et comme moyen diagnostique et comme moyen curatif des albuminuries dites fonctionnelles.

D'après Wright [1], il suffirait de soumettre un albuminurique à l'administration du lactate de calcium à la dose journalière de 2 à 3 grammes pour voir disparaître l'albuminurie lorsque celle-ci ne ressortirait pas directement à une vraie lésion rénale.

Même avec une lésion rénale, Renon [2] a obtenu des résultats surprenants.

Dose. — 10 centigrammes (Renon), seulement pendant cinq à six jours; s'il n'y a pas d'effet, augmenter pendant deux à trois jours, jusqu'à 50 centigrammes, qu'il ne faudrait pas dépasser.

---

[1] A.-E. WRIGHT, *Transactions of the pathological Society of London*, 1905, vol. II. — R. HINGSTON FOX, Albuminuria : a new method of distinguishing the harmless from the hurtful type (*Berichte und Verhandlungen des IV^ten internationales Kongresses für Versicherungs-Medizin*, Berlin, septembre 1906).

[2] RENON, Action du chlorure de calcium sur les albuminuries. Société de thérapeutique, novembre 1907).

Persister vingt-cinq à trente jours si besoin.
De 0^{gr},20 à 0^{gr},75 (Iscovesco).

Effets. — Diminution ou cessation de l'albuminurie, régularisation de la diurèse.

Amélioration de l'état général.

Mode d'action. — D'après Iscovesco [1] :

1º Les globules sanguins brightiques sont beaucoup moins résistants qu'à l'état normal ;

2º Le sérum brightique est très hémolysant aussi
bien pour des globules d'autres animaux que pour
des globules humains normaux ;

3º L'adjonction de sels de calcium diminue et
peut même supprimer le pouvoir hémolysant du
sérum ;

4º L'administration de sels de calcium à des
brightiques amène une diminution importante de
l'albumine éliminée sans la supprimer complètement ;

5º Il semble que ce qui importe le plus pour la
vitalité de la cellule rénale, ce n'est pas la quantité
absolue de chlorure de sodium, mais la proportion
des ions sodium par rapport aux autres électrolytes de l'organisme ;

6º L'action bienfaisante du lait est peut-être due
à ce que cet aliment introduit dans l'organisme
des quantités importantes de calcium ;

7º Les sels de magnésium, antagonisme du calcium, sont particulièrement toxiques chez les brightiques ;

_____

[1] Iscovesco, Valeur thérapeutique du chlorure de calcium
dans le mal de Bright (*Société de biologie*, 1909).

8⁰ L'albuminurie des brightiques semble due à deux facteurs : un local, rénal, sur lequel le calcium ne peut rien ; l'autre toxique, sanguin, que le calcium supprime.

Le chlorure de calcium relève la pression osmotique (Ceconi et Spadoro).

Indications. — *Albuminuries intermittentes, orthostatiques* et autres *néphrites* aiguës (Netter, Iscovesco), albuminuries de toutes sortes (Renon), infectieuses, tuberculeuses, toxiques exogènes ou endogènes (Fiessinger).

5⁰ Thyroïdien.

Le chlorure de calcium et les sels de chaux en général donneraient des résultats comparables à ceux que fournit l'administration du corps thyroïde [1].

De même les sels de magnésium.

Action. — Le calcium et le magnésium neutralisent l'acide carbonique et facilitent son élimination.

Indications. — *Myxœdème* et tous les états d'*hypothyroïdie* ou d'*hypoparathyroïdie*.

6⁰ Préventif de l'intolérance quinique [2].

Indications. — *Intolérance simple* ; *hémoglobinurie* ; *troubles du côté des organes génitaux* chez les femmes en dehors de la grossesse.

---

[1] ALB. FROIN. Animaux éthyroïdés et sels de calcium et de magnésium (*Académie des sciences*, 19 juin 1909).

[2] GROS, Traitement préventif de l'intolérance quinique par le chlorure de calcium (*Société de pathologie exotique*, 12 mai 1909).

Mode d'administration. — Soit avant l'administration de la quinine, soit en même temps.

Dose. — Chlorure de calcium à la dose de 1 gramme par jour.

CARDIAQUE (MÉDICATION) PAR INJECTIONS SOUS-CUTANÉES ET INTRAVEINEUSES [1].

Principe de la méthode. — Dans les cas d'urgence, l'injection des médicaments toni-cardiaques sous la peau ou dans les veines peut faire espérer une action plus prompte.

Nature des médicaments. — On a essayé le *digalène*, surtout à l'étranger (Cloetta), préparation soluble de digitale, mais dont on ne connaît pas la nature exacte.

En France, on a employé la strophantine.

Il serait dangereux de recourir à la caféine par voie intraveineuse, par suite de l'action contracturante sur le cœur (Mayor [2]).

Mode d'administration. — Intramusculaire, intraveineuse.

Dose. — *Strophantine, un dixième* (Ch. Fiessinger [3]), *quatre dixièmes*, un demi-milligramme. Les

---

[1] G. BARIÉ, Sur l'effet thérapeutique des injections intramusculaires de strophantine (*Société médicale des hôpitaux*, 7 juin 1909). — PÉDEBIDOU, Sur les injections intraveineuses de strophantine (*Société médicale des hôpitaux*, 20 juin 1909).

[2] A. MAYOR, Sur les injections intraveineuses de médicaments cardio-toniques (*Société vaudoise de médecine*, 3 mars 1909). — De l'injection intraveineuse de médicaments cardio-toniques (*Société de thérapeutique*, 24 mars 1909).

[3] CH. FIESSINGER, Les injections de strophantine (*Journal des praticiens*, 10 avril 1909).

doses plus fortes de un milligramme (Mayor, Vaquez et Leconte [1]) ne doivent pas être adoptées.

Les strophantines varieraient d'activité du simple au triple (A. Mayor).

Digalène, 1 centimètre cube à 5 centimètres cubes (A. Mayor).

REMARQUES IMPORTANTES. — 1º Si une injection à dose moyenne n'a pas de résultat, il est *dangereux de récidiver*, en particulier avec la strophantine.

2º Lorsqu'il y a eu déjà administration de digitale, n'injecter la strophantine dans les veines que quatre jours après (A. Mayor).

Résultats. — Dans quelques cas, l'effet toni-cardiaque rapide a semblé légitimer la tentative.

Accidents. — Mais, dans d'autres observations, le médicament par voie intraveineuse a paru ne pas être étranger à l'issue fatale [2].

Elle est irritante pour le rein.

Par la voie veineuse, la strophantine est 40 à 80 fois plus toxique que par la voie gastrique [3].

Donc, jusqu'à plus ample informé, observer *une sage réserve au sujet des injections intraveineuses de médicaments toni-cardiaques*, surtout de stro-phantine, d'action trop brutale. Méthode d'ex-ception (A. Mayor).

Indications. — *États asystoliques* très graves, avec

---

1 VAQUEZ et LECONTE, *Société médicale des hôpitaux*, 26 mars 1909.
2 CHAUFFARD, Accidents mortels à la suite d'injections de strophantine (*Société médicale des hôpitaux*, 2 avril 1909).
3 HIRTZ, Injections intramusculaires de strophantine (*Ibid.*).

cette restriction de prudence, principalement : *asystolies rebelles* aux autres traitements, affaiblissement cardio-vasculaire avec danger immédiat (A. Mayor).

Contre-indications. — Les malades atteints de *néphrite chronique*, à *vaisseaux cardiaques* et à *myocarde sérieusement altérés, supportent mal* les injections intraveineuses de médicaments toni-cardiaques (A. Mayor).

COLLOÏDALES (MÉDICATIONS) [1].

Ferments métalliques (A. Robin et Bardet [2]).

Principe de la méthode. — L'état spécial dit colloïdal communique aux métaux des propriétés remarquables, dont celles d'entraver les phénomènes d'infection et de modifier la nutrition organique.

Nature des agents médicamenteux, préparations. — Plusieurs métaux et des sulfures sont préparés à l'état colloïdal ; les suivants ont été introduits dans la thérapeutique :

Argent colloïdal ou *collargol* ou *électrargol*, selon que la préparation s'obtient par voie chimique ou par le procédé de l'arc électrique [3].

Platine colloïdal.

---

[1] BOUQUET et ROYER, Études thérapeutiques sur les métaux colloïdaux (*Revue de médecine*, février-juin 1909).

[2] A. ROBIN et BARDET, Les ferments métalliques (*Bulletin de thérapeutique*, 1904 1905).

[3] NETTER, Efficacité de l'argent colloïdal dans le traitement des maladies infectieuses ; multiplicité de ses indications (*Bulletin de la Société médicale des hôpitaux*, 1902, p. 1088).

Or colloïdal.

Palladium colloïdal.

Mercure colloïdal.

Selon le métal en suspension fine, la préparation se présente sous des couleurs différentes, violet rose pour l'or, rouge brun pour l'argent, brun gris pour le platine et le palladium. Cette couleur correspond aux métaux colloïdaux obtenus en grains très fins ; si les grains n'ont pas la finesse voulue, la teinte ne reste plus la même. De même, au bout d'un certain temps, les particules minimes de métal se précipitent lentement ; la teinte de la pseudo-solution baisse, en même temps elle perd de son activité.

L'argent colloïdal et l'or colloïdal oxydent directement la résine de gaïac, la paraphénylen-diamine.

Le platine colloïdal oxyde le pyrogallol, la paraphénylendiamine, la résine de gaïac et l'hy-droquinone.

Les métaux colloïdaux n'agissent pas sur la tyrosine, mais augmentent le pouvoir de la tyro-sinase [1].

Chauffés à 120° à l'autoclave, les métaux colloïdaux perdent toute action. Donc s'abstenir de stériliser.

Mode de préparation. — Par les *procédés chimiques*, malgré l'élimination par le dialyseur des corps cristalloïdes, il en reste toujours en solution.

----

[1] Iscovesco et Bardet, *Académie de médecine*, 28 juin 1908.

Par la préparation électrique (procédé de Bredig), on obtient un produit rigoureusement pur.

Ce procédé consiste à volatiliser le métal par l'arc électrique, obtenu par un courant de 3 à 4 ampères sous 45 volts.

Sous cet état, les métaux forment des pseudo-solutions. Ils y existent à l'état de suspension sous forme de grains minuscules de différentes grandeurs, mais invisibles au microscope ordinaire, décelables seulement à l'ultra-microscope.

Sur la catégorie de préparations à choisir, il y a quelques divergences.

Pour Netter, il serait indifférent d'avoir recours aux préparations obtenues par voie chimique ou à celles produites par l'arc électrique, pourvu que ces préparations soient à grains fins et fraîches.

Au contraire, Iscovesco insiste sur la nécessité de n'employer que des *solutions électriques stabilisées et isotoniques*, c'est-à-dire additionnées pour cela d'adjuvant.

De son côté, Bardet veut que les solutions ne soient ni stabilisées ni isotonisées [1].

En attendant l'accord parfait, il faut toujours recommander des préparations exclusivement de métaux colloïdaux : 1° à grains le plus fins possible ; 2° fabriqués tout récemment.

Pour l'époque de l'intervention, il ne faut *pas*

---

[1] FOA et AGGAZZOTI, Sull'azione fisiologica dei metalli colloïdali (*Giornale delle R. Academia de medicina de Torino*, vol. XIII, ann. 7², fasc. 5 et 6).

attendre trop tard, à un moment où l'organisme n'est plus capable de réaction efficace.

Triboulet ne voudrait pas, non plus, qu'on intervînt trop tôt.

Il y aurait probablement lieu d'appliquer aux métaux colloïdaux la méthode opsonique et de pratiquer surtout les injections lorsque l'indice opsonique remonte.

Mode d'administration et dose. — *Absorption buccale douleuse*, voie rectale peut-être moins. Emploi préférable de la voie épidermique, hypodermique ou intrarachidienne.

Peau. — *Pommade* en frictions :

```
Collargol ou mieux électrargol.......  15 grammes.
Vaseline..............................  85    —
```

Nettoyer la peau au savon et laver à l'éther; faire précéder la friction d'une rubéfaction de la peau préalable à la brosse; faire une friction forte et appuyée de dix minutes avec gros comme une noisette de la pommade, soit 2 à 3 grammes; recouvrir d'un imperméable.

Renouveler dans la même journée une ou deux fois, ou attendre le lendemain selon l'indication. Ou bien :

```
Argent colloïdal......................  15 grammes.
Lanoline.. ...........................  35    —
Axonge benzoïnée......................  50    —
```

Mélanger *sans triturer* très doucement l'argent colloïdal avec un peu d'eau distillée froide. *Ne pas pulvériser à sec.*

Deux ou trois frictions par jour, d'une durée de vingt minutes, avec gros comme une noisette, sur une région riche en vaisseaux lymphatiques (aine, aisselle).

· Recouvrir de taffetas-chiffon.

L'absorption est lente.

VEINE. — *Solution* pour *injections intraveineuses.* Méthode d'élection (Triboulet).

> Argent colloïdal..................... 1 gramme.
> Eau distillée stérilisée.... Q. S. pour 20 cent. cubes.

ou bien :

> Argent colloïdal.................... 2 grammes.
> Eau distillée stérilisée.... Q. S. p. 100   —
> (A. Netter.)

Dose. — 5 centimètres cubes de cette dernière, ou 4 à 10 centimètres cubes de la première dans une veine du pli du coude à l'aide d'une aiguille courte de 3 centimètres environ, en platine iridié, stérilisée. Bien remplir, bien *expurger l'air.*

De même avec le platine colloïdal, le palladium ou l'or colloïdal.

MUSCLE. — Dans certaines circonstances, il y a empêchement à l'injection *intraveineuse.*

On peut remplacer l'injection intraveineuse par l'*injection intramusculaire* (L. Capitan [1]).

Lieux d'élection. — Toutes régions charnues, en particulier chez les sujets agités, les parties facilement découvertes, partie antérieure de la cuisse,

---

[1] L. CAPITAN, Le collargol en injections intramusculaires *Société de biologie,* 2 février 1907).

le muscle droit antérieur ou, mieux, tiers supérieur de la fesse.

Nature du médicament. — Solution de collargol à 2 p. 100.

Faire l'injection intramusculaire profondément à l'aide d'une aiguille de 3 centimètres.

Dose. — De 3 à 2 centimètres cubes par injection ; répéter cinq à six fois dans les vingt-quatre heures (Capitan), répéter pendant plusieurs jours consécutifs, espacer et diminuer les injections selon les indications.

ARTICULATIONS, RACHIS, PLÈVRE. — Pour obtenir une action à la fois locale et générale, on a introduit les métaux colloïdaux dans les cavités mêmes de l'organisme, articulations, plèvre, cavité rachidienne.

Mode d'action. — Les ferments métalliques, les métaux colloïdaux possèdent une action puissante de catalyse, qui s'explique par la nature colloïdale des cellules de nos organes.

Les colloïdaux métalliques forment avec les colloïdaux organiques des associations ou complexes. Ils en constituent vraisemblablement d'identiques avec les colloïdes que sont les toxines diverses; de là leur efficacité en thérapeutique dans les infections, et leur influence sur l'oxydation organique. Grande analogie d'action entre les métaux colloïdaux, les ferments, les oxydes et les sérums thérapeutiques, d'où le nom de *ferments métalliques*.

A la suite des injections de métaux colloïdaux,

en particulier de l'argent colloïdal électrique à petits grains, *leucocytose* (Achard [1]), intense avec augmentation des polynucléaires, suractivité de la rate, de la moelle osseuse, et des organes hématopoiétiques en particulier. Donc exaltation d'une des défenses de l'organisme importantes.

Action bactéricide (Charrin [2]), microbe pyocyanique, bactéridie charbonneuse, bacille d'Eberth, colibacille, pneumocoque (Chirié et Monier-Vinard), bacille dysentérique, staphylocoques.

Régularisation de la thermogenèse. *Chute de la température dans les pyrexies.*

La *crise urinaire* peut s'accompagner d'albuminurie. Provocation de polynucléose par activation de la moelle osseuse (*myélocytose neutrophile*).

Élévation temporaire de la pression sanguine.

Du côté de la nutrition, augmentation des échanges organiques (Alb. Robin [3]) :

1° Augmentation du taux de l'urée, parfois jusqu'à 30 p. 100.

Exception seulement chez les cancéreux et les rachitiques.

2° Augmentation de l'acide urique, qui peut tripler;

3° Véritable décharge d'indoxyle.

Le métal se localiserait principalement dans le foie qui l'emmagasine [4].

[1] ACHARD, *Académie de médecine*, décembre 1906.

[2] CHARRIN, *Société de biologie*, 19 janvier 1907.

[3] ALB. ROBIN, Les ferments métalliques (*Académie de médecine*, décembre 1904).

[4] G. PATEIN et L. ROLLIN, Sur la localisation du collargol dans l'organisme (*Journal de pharmacie et de chimie*, 1er décembre 1909, p. 481)

Effets. — Au point de vue clinique, effets parfois surprenants : modification de l'état général, changement du facies, sensation d'euphorie, modification de la courbe thermique qui s'abaisse, diurèse ; en somme, tous les signes indiquant la tendance meilleure du pronostic.

Indications. — D'une façon générale : 1° *tous les états infectieux* quels qu'ils soient ; 2° certains *troubles de la nutrition*.

1° D'après les faits publiés, les résultats sont favorables dans les infections suivantes :

Affections thoraciques : pneumonie (Netter, Capitan), broncho-pneumonie, grippe.

Pleurésies : injections intrapleurales de 50 centimètres cubes[1].

Affections puerpérales : infections puerpérales [2], abcès du sein.

Endocardites infectieuses.

Affections hépatiques : ictères graves et ictères infectieux.

Affections articulaires : rhumatismes, arthrites.

Affections méningées : méningite cérébro-spinale (injections intrarachidiennes[3]).

Maladies générales : scarlatine, diphtérie (injection concurremment avec le sérum antidiphtérique

---

[1] GALLIARD, Pneumothorax métapneumonique suivi de vomique. Injection intrapleurale de collargol. Guérison (*Société médicale des hôpitaux*, 25 juin 1909).

[2] THEUVENY, De l'emploi de l'argent colloïdal dans l'infection puerpérale (*Société de médecine de Paris*, 23 janvier 1909).

[3] BARTH et MAUBAN, *Société médicale des hôpitaux*, 16 juin 1905.

dans toutes les diphtéries moyennes et toxiques) (Netter [1]).

Affections chirurgicales diverses.

2º *Maladies de la nutrition.* Diabète (Iscovesco).

Mercure colloïdal.

Mercure colloïdal en solutions stabilisées et isotoniques à 0,50 p. 1000.

Dose. — 3 centimètres cubes chaque jour, jusqu'à 5 et 10 centimètres cubes.

Mode d'administration. — 1º *Injections intramusculaires,* fessières ;

2º *Injections intraveineuses ;*

3º *Injections intrarachidiennes.*

RÉSULTATS. — Ceux des préparations de mercure.
Pouvoir bactéricide supérieur au sublimé.
Toxicité moindre que le biiodure.

Indications. — *Syphilis* primaire, secondaire, tertiaire ; méningites syphilitiques (injections intrarachidiennes (Claude et Lhermitte [2], Claisse et Joltrain [3]).

Colloïdes métalloïdiques.

Soufre colloïdal ou thionhydral.

Indications. — *Affections chroniques des voies respiratoires, génito-urinaires, affections cutanées.*

---

[1] NETTER, *Société de pédiatrie,* juin 1904. — STODEL, Les colloïdes, 1908.

[2] CLAUDE et LHERMITTE, *Société de biologie,* 1908.

[3] CLAISSE et JOLTRAIN, *Société médicale des hôpitaux,* 1908.

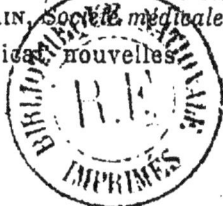

GILLET. Médicat nouvelles. 6

Colloïdes organiques [1].

Nature de la préparation. — Colloïdes précipités par la chaleur des cellules végétales, ferments alcooliques, lactiques, mycoses non pathogènes, polyvalents contre la plupart des microbes pathogènes.

Mode d'administration. — Voie buccale ou injections sous-cutanées, mais aussi intra-veineuse et intra-péritonéale.

Mode d'action. — Stimulation de la phagocytose.

Indications. — Infections en général.

DIALYTIQUE (MÉDICATION) OU CURE SALINE
(Hayem [2]).

Principe de la méthode. — Faciliter le travail digestif par le mélange de solutions salines au contenu de l'estomac.

Règles générales. — 1° Les solutions doivent avoir une *composition fixe*; présenter une *concentration déterminée* et être portées à une *température déterminée*.

2° Les solutions doivent être prises le matin à jeun. Leur effet doit se produire sur un estomac vide ou du moins débarrassé de résidus alimentaires.

---

[1] Doyen, Action de certains colloïdes organiques sur la phagocytose thérapeutique, préventive et curative des maladies infectieuses par la méthode pathogène (*Congr. int. Budapest*, 1909), et traitement de la péritonite et des états infectieux par l'injection hypodermique, intra-séreuse et intra-veineuse de solutions colloïdales organiques (*Académie de médecine*, 28 mars 1911).

[2] G. Hayem, La médication dialytique (*Presse médicale* 20 septembre 1911).

3° Les solutions doivent être prescrites à des doses calculées et précises.

4° La durée de la cure doit être strictement limitée et non prolongée au hasard.

Nature de la préparation.

1° Formule n° 1 Δ 0,255.

Eau......................................	1 litre.
Bicarbonate de soude.................	2 gr, 50
Sulfate de soude.......................	3 grammes.
Chlorure de sodium....................	1 —

En cas de difficultés ou de contre-indications : eau de Vichy à 40° 200 grammes, sulfate de soude, 4 à 5 grammes.

Mode d'administration, doses. — A jeun en trois fois en 20 minutes d'intervalle, 250 grammes chauffés à 40° ; augmenter progressivement chaque jour de 50 grammes jusqu'à 500 grammes, pendant 25 jours ; si besoin, 30 ou 35 jours.

Mode d'action. — Cette médication agit sur les glandes annexes, glandes duodénales, pancréas, foie, d'où neutralisation plus rapide du chyme dans le duodénum. Elle augmente, de ce fait, la réceptivité du duodénum, facilite l'évacuation de l'estomac.

Indications. — Troubles et affections gastriques avec *hyperpepsie, avec évacuation lente.*

Résultats. — Augmentation de l'appétit, disparition des douleurs, amélioration de l'état général, sédation générale, reprise de poids.

2° Formule n° 2 Δ 0,325.

Eau....................................	1 litre.
Chlorure de sodium...................	5 grammes.
Sulfate de soude.....................	2 à 3 grammes.

Mode d'administration, doses. — À jeun, 200 à 250 grammes en 1 ou 2 fois, à 20 minutes d'intervalle pendant 4 à 6 semaines.

Indications. — *Hypopepsie avec constipation légère,* surtout comme repos de l'estomac médicamenté.

3° Formule n° 3, Δ 0,340.

Eau......................................	1 litre.
Chlorure de sodium....................	5 grammes.
Phosphate de soude....................	3 —

Même dose, même mode d'administration.

Indications. — *Hypopepsie avec asthénie et constipation.*

4° Formule n° 4 Δ o,245.

Eau......................................	1 litre.
Chlorure de sodium....................	5 grammes.
Sulfate de soude......................	10 —

Dose. — 300 à 400 grammes à 40°.

Indications. — *Hyperpepsie, avec enientes glaireuses et muco-membraneuses, avec fonction hépatique ralentie* (gardes-robes peu pigmentées).

Formule n° 5 Δ o,435 (laxative).

Eau......................................	1 litre.
Chlorure de sodium....................	5 grammes.
Sulfate de soude......................	10 —

Dose. — 200 à 250 grammes pendant 8 à 15 jours seulement.

Indications. — *Constipation, choléra* (injections intraveineuses).

DIURÉTIQUE (MÉDICATION) INTRAVEINEUSE.

Principe de la méthode. — Introduire dans le sang

même des substances capables d'y attirer l'eau nécessaire à provoquer la diurèse.

Nature du médicament. — *Solutions hypertoniques.*

Lactose à.......................	25 et 3o p. 100.
Glycose.......................	25 —
Mannite.......................	25 —

La glycose et la mannite seraient supérieures à la lactose (Fleig [1]).

Solutions isotoniques. — On obtiendrait des effets analogues avec des *solutions isotoniques* (Labongle et Boutin); par exemple :

Sucre candi chimiquement pur.	1o3 grammes.
Eau distillée................	1 litre.
1o Glycose....................	47 grammes.
Eau.......... Q. S. pour faire	1 litre.
2o Lactose cristallisée............	92^{gr},5.
Eau.......... Q. S. pour faire	1 litre.
3o Mannite cristallisée...........	5o grammes.
Eau........................	1 litre.
	(C. Fleig).

Dose. — *Solutions hypertoniques.* — 400 à 500 centimètres cubes, un litre et jusqu'à un litre 100 centimètres cubes dans les vingt-quatre heures.

Solutions isotoniques. — Doses supérieures aux

---

[1] C. FLEIG, Sur les sérums artificiels chlorurés diurétiques réalisés par les solutions isotoniques ou paraisotoniques de sucre (glycose, lactose, saccharose, mannite) (*Société de thérapeutique*, 9 juillet 1909. — Sur les injections de solutions isotoniques de chlorure de calcium ou de sérum fortement calcique de solutions isotoniques ou hypertoniques de sucre et sur l'ingestion ou des lavements d'eau abondants avant et après l'anesthésie chirurgicale (*Presse médicale*, 29 janvier 1910).

précédentes, et au besoin *massives* et *abondantes*
jusqu'à un litre 300 centimètres cubes dans les veines.

Mode d'administration. — Voie veineuse (solution
hypertonique), voie sous-cutanée (solution isotonique).

Effets. — Diurèse, moins d'une heure après l'injection, jusqu'à quatre litres dans les vingt-quatre
heures.

Souvent, peu après la piqûre, *frisson* (solution
hypertonique).

1° Travail rénal moindre qu'avec les sérums chlorurés.

2° Pas d'introduction de chlorure de sodium.

3° Toxicité moindre que les sérums salés.

4° Combustion partielle du sucre dans l'organisme, et élimination par les poumons, d'où amélioration du travail du rein.

5° La solution hypertonique augmente la pression et contribue à la débâcle urinaire.

*Le sérum glycosé nécessite, pour une même élimi-
nation, un travail rénal moindre que le sérum ordinaire* (Fleig).

Mode d'action. — Action osmotique régulatrice,
attraction de l'eau des lésions dans le sang, d'où
augmentation de la masse sanguine et de la pression artérielle.

Indications. — *Anuries* diverses, chez les li-
thiasiques [1], *œdèmes*, *hyposystolie*, *asystolie*.

---

[1] JEANBRAU, Pathogénie des anuries, discussion (*I*er *Congrès
de l'association internationale d'urologie*, Montpellier, septembre-
octobre 1908).

Fièvre typhoïde, paludisme, septicémies, albuminurie et tous les cas où les injections de solutions salines sont indiquées.

Contre-indication. — *Diabète* et *glycosurie.*

FIBROLYSIQUE (MÉDICATION).

Principe de la méthode. — Ramollir les tissus de cicatrice, plus particulièrement les tissus de sclérose, sans toucher aux tissus sains.

Nature du médicament. Mode d'administration. — La thiosinamine, ou allylsulfo-urée ou allylsulfocarbamide, résulte de l'ébullition prolongée d'un mélange d'essence de moutarde et d'ammoniaque.

Les thiosinamines commerciales n'ont pas tout à fait les mêmes propriétés, en particulier la même solubilité dans l'eau. La thiosinamine d'origine allemande se montre peu soluble ; la thiosinamine d'origine française se dissout assez facilement. Bien spécifier : thiosinamine française [1].

La fibrolysine (salicylate double de thiosinamine et de soude) est spécialisée.

Thiosinamine française............	1 gramme.
Eau distillée......................	25 grammes.

Faire la solution à froid.

Un centimètre cube de cette solution renferme 4 centigrammes de thiosinamine.

Au lieu du salicylate de soude dont la solution

---

[1] L. RENON, Valeur thérapeutique médicale de l'allylsulfo-urée (*Académie de médecine,* 25 avril 1911).

se décompose rapidement et se cristallise si vite qu'elle obstrue les aiguilles, Michel a substitué l'antipyrine; il obtient un liquide sirupeux, incolore, très soluble dans l'eau et de conservation parfaite :

Thiosinamine........................ 15 grammes.
Antipyrine......................... 7^{gr},50
Eau distillée...................... 100 —
(Michel.)

Solution ni irritante, ni douloureuse.

Dose. — 6 à 10 jusqu'à 20 centigrammes de thiosinamine, soit 5 centimètres cubes de la solution, pendant vingt-cinq à trente jours; le malade reçoit donc pendant la période de son traitement, de 5 à 6 grammes de thiosinamine.

Faire les injections sous la peau du ventre ou à la partie supérieure des fesses. *Ne jamais chauffer les solutions.*

Pour les affections de l'oreille, on peut prendre des bains d'oreille avec une solution au 1/15e avec addition d'antipyrine (Houreau [1]).

Contre l'obésité, A. Riedel a employé des doses bien plus élevées, 2^{gr},30, 4^{gr},60 tous les deux jours, même tous les jours sans inconvénient.

Effets. — Dans les affections cardiaques, pas de changement appréciable du côté des bruits de souffle cardiaques; mais amélioration des symptômes fonctionnels, de l'état général, de la dyspnée, de la tension artérielle, de l'albuminurie.

---

[1] HOUREAU, Thèse de Paris, 1907.

Diurèse (Mertens) ; leucocytose (mononucléose), action élective et exclusive sur le tissu conjonctif d'origine mésodermique et pas sur les autres [1].

Dans les autres affections, le tissu cicatriciel prend l'aspect embryonnaire.

Dans des scléroses médullaires, diminution des contractures.

Indications. — Toutes les *scléroses*, scléroses pleuro-pulmonaires, *rhumatisme* fibreux et, en particulier, scléroses cardio-vasculaires, *artériosclérose* et spécialement *aortite chronique, insuffisance et rétrécissement aortiques, médiastinite* (Rénon [2]), *symphyse cardiaque* (Combe [3]), *blocage du cœur,* maladie de Stokes-Adams [4], *otite adhésive, sclérose du tympan* (Lermoyez), *chéloïde, rétrécissements œsophagiens, rétrécissement du larynx* (Lavrand [5]) *rétrécissements urétraux, lupus* (Helia), *ataxie locomotrice* [6], *obésité* [7].

IONIQUE (MÉDICATION), IONISATION, IONOTHÉRAPIE ou introduction électrolytique médica-

---

[1] MAURICE PERRIE, Essai d'interprétation méthodique des succès et des insuccès de la thiosinamine (*Presse médicale,* 18 août 1909).

[2] LOUIS RÉNON, Action de la thiosinamine sur les fibroses cardio-vasculaires (*Journal des praticiens,* 20 juin 1907, n° 26, p. 409).

[3] COMBE, Action de la fibrolysine sur les tissus de sclérose (*Société vaudoise de médecine,* 10 janvier 1906).

[4] RÉNON, Le blocage du cœur (*La Clinique,* 19 février 1909).

[5] LAVRAND, La fibrolysine dans les rétrécissements du larynx (*Société des sciences médicales de Lille,* 16 décembre 1908).

[6] POPE, Traitement de l'ataxie locomotrice par la fibrolysine (*British medical Journal,* juillet 1907).

[7] A. RIEDEL, La thiosinamine contre l'obésité (*Münchner med.* (*Wochenschrift,* 13 juillet 1909).

menteuse par la mobilisation des ions sous l'influence d'une différence de potentiel.

Principe de la méthode[1]. — Dans une solution
saline électrolytique, c'est-à-dire capable d'être
dissociée par l'électricité, de NaCl par exemple, on
peut admettre (Swante Arrhenius) qu'un nombre
plus ou moins grand de molécules NaCl dissoutes
demeurent non dissociées, les deux atomes Na et
Cl toujours soudés, tandis que d'autres molécules
voient le lien qui tenait soudés les atomes Na et Cl
se relâcher. Ces atomes en instance de séparation,
ce sont les ions. Il y a d'autant plus d'ions que la
solution est plus faible.

Tandis que les molécules NaCl à atomes encore
soudés subsistent électriquement neutres, les ions
prennent une charge électrique. Ici l'ion Na se
charge positivement, et l'ion Cl négativement.

Si l'on fait passer un courant électrique dans
une telle solution, chacun des corps sera attiré
vers le pôle de nom contraire ; l'ion positif $\overset{+}{N}a$ sera
attiré au pôle négatif ou *cathode*. Tout ion positif qui
se porte au pôle négatif prend le nom de *cathion*.

L'ion négatif $\overline{Cl}$ va au pôle positif ou *anode*. Tout
ion négatif qui va au pôle positif prend le nom
d'*anion*.

Si, au lieu d'une solution de chlorure de so-

---

[1] Pour l'historique, voir A. ZIMMERN, Introduction électrolytique médicamenteuse au xviiie et au xixe siècle (*Presse -médicale*, 13 février 1907), et, pour le détail, DELHERM et LAQUERRIÈRE,
L'ionothérapie électrique, *Actualités médicales*, Paris, 1908
(J.-B. Baillière et fils, éditeurs).

dium, on opère sur une solution de sulfate de sodium SO^4Na^2, on a $\overline{SO^4}$, ion négatif ou anion, et $2\overset{+}{Na}$, ions positifs ou cathions.

Métaux, radicaux métalliques sont *ions positifs* et *cathions*, l'*hydrogène* fait office de métal $\overset{+}{H}$, les alcaloïdes de même. Le radical *acide* d'un sel, le groupe *oxhydrile* $\overline{OH}$ des solutions basiques sont *ions négatifs* et *anions*; de même les métalloïdes des composés binaires hyaloïdes, ainsi dans $IK = \overline{I}, \overset{+}{K}$.

Les *colloïdes* des humeurs et des plasmas normaux ou pathologiques sont aussi pourvus de charges électriques dont on a pu déterminer le sens (Iscovesco). Sont *électro-positifs* (cathion) la fibrine, l'hémoglobine, l'urine pathologique (diabète), le liquide péritonéal normal; sont *électro-négatifs* (anions) le stroma globulaire, la bile, le suc pancréatique, l'urine normale, le liquide d'ascite tuberculeuse.

Il est à remarquer un point important c'est que le sens de la charge électrique peut varier avec l'état normal ou pathologique.

Par la micro-cinématographie (Gastou), on peut constater que les éléments figurés, globules, corpuscules divers, microbes, possèdent aussi des polarités différentes.

D'une façon schématique, malgré sa complexité, l'organisme humain figure un agrégat cellulaire imprégné d'une solution saline, théoriquement d'une solution de chlorure de sodium à 5 ou 7 p. 100. Les ions du corps réagiront donc comme ceux dune solution faible de ce sel.

Si l'on fait passer un courant électrique à l'aide d'électrode métallique, les cathions $\overset{+}{\text{Na}}$ iront vers le pôle négatif, les anions $\overline{\text{Cl}}$ vers le pôle positif, et, selon l'intensité du courant, ces cathions et ces anions, devenus atomes libres, agiront localement sur les tissus, et commenceront à attaquer la peau aux points d'application. Cette propriété a son application pratique dans l'*électrolyse*.

Mais si l'on emploie des électrodes spongieuses imprégnées elles-mêmes d'une solution saline, même faible, il se passera au niveau de ces électrodes, à la fois électrodes et électrolytes, les mêmes phénomènes d'ionisation que si le corps n'était pas interposé.

Si, pour prendre un exemple, nous imprégnons ces électrodes d'une solution d'iodure de potassium, les ions $\overline{\text{I}}$ et $\overset{+}{\text{K}}$ se transporteront vers l'électrode de nom contraire, faisant leur office respectif ; $\overline{\text{I}}$ anion ira au pôle positif, $\overset{+}{\text{K}}$ cathion au pôle négatif, et pour cette translation traversera les tissus situés entre les deux électrodes.

En réalité, les faits seraient plus complexes[1]. Quand on fait passer un courant à l'aide d'électrodes imprégnées de l'électrolyte IK à travers une solution de gélatine, solution colloïdale assez analogue à un tissu organique, il n'y aura pas simple transport du cathion $\overset{+}{\text{K}}$ au pôle négatif et

---

[1] Iscovesco et Matza, Sur la pénétration ionique d'électrolytes à travers les sels colloïdaux (*Société de biologie*, 26 janvier 1907).

dē l'ānion I au pôle positif ; maïs l'anion $\overline{I}$ se combinerait aussi au cathion $\overset{+}{Na}$ de la solution isotonique de gélatine libérée en même temps. C'est donc comme si l'on avait injecté *in situ* du INa.

Quoi qu'il en soit, on conçoit donc la possibilité de faire traverser les organes par les médicaments et d'agir ainsi non plus par l'intermédiaire de la circulation générale, ce qui peut avoir des inconvénients, mais directement par l'apport électrique des substances thérapeutiquement actives, d'où facilité à faire agir localement les médicaments.

C'est à cette pénétration dans l'économie qu'on a donné le nom de *médication diadermique*, anciennement connue aussi sous la dénomination de cataphorèse.

La réalité de la pénétration électrolytique des médicaments à travers la peau a été démontrée (Stéphane Leduc). Du sulfate de strychnine imprégnant un carré d'ouate hydrophile placé sur la peau rasée d'un lapin reste sans action. Si l'on fait passer un courant électrique, le tampon servant d'électrode, l'animal meurt d'intoxication strychnique, et cela selon qu'on place l'alcaloïde à tel ou tel pôle. L'intoxication se produit par le pôle positif et non pas par le négatif ; il en est de même avec d'autres poisons. Pour le cyanure, c'est le pôle négatif qui joue le rôle actif.

Toutefois il y aurait plutôt pénétration superficielle que profonde, d'après les recherches histo-

GILLET. Médicat. nouvelles. 7

chimiques de Tuffier et A. Mauté[1]. On devrait considérer d'après les auteurs :

« 1º L'action médicamenteuse vraie, qui reste absolument localisée à la peau, sauf pour les médicaments toxiques à très faibles doses, qui peuvent produire des effets généraux après leur passage dans la circulation ;

« 2º L'action due aux phénomènes biologiques qui se produisent sous l'influence du courant et indépendamment de la solution employée. L'action sur les tissus profonds (arthrite, par exemple) ne

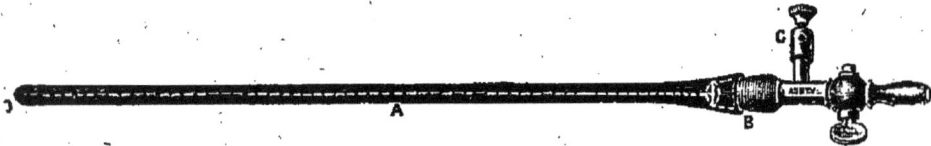

Fig. 3. — Électrode pour l'ionisation urétrale.

tient pas à la présence du médicament lui-même dans les tissus articulaires, mais à l'action osmotique provoquée par le déplacement des ions de l'organisme. »

Certains auteurs, P. Hartenberg[2] entre autres, se demandent si le peu de substance introduite peut avoir une action très efficace, même localement.

Du reste la *thérapeutique des ions* doit rester avant tout une *thérapeutique locale*[3]. Pour localiser

---

[1] TH. TUFFIER et A. MAUTÉ, A propos des médications ioniques (*Société de biologie*, 26 janvier 1907).

[2] P. HARTENBERG, A propos de la thérapeutique ionique (*Journal de physiothérapie*, 1907).

[3] ALBÉRIC BOUCHET, La thérapeutique des ions (*Journal des praticiens*, 19 janvier 1907, nº 3, p. 41).

une action médicamenteuse, elle paraît bien supérieure à la méthode d'ingestion buccale; mais comme action générale, elle lui reste manifestement inférieure.

MODE D'APPLICATION. — **Instrumentation**.

1° *Source électrique.* — Courant continu fourni soit par un secteur urbain à courant continu ou rendu continu s'il est alternatif, soit par une dynamo, soit par des accumulateurs, soit par une batterie de piles pouvant donner un potentiel de 60 volts à 80 et obtenir 60 à 120 milliampères.

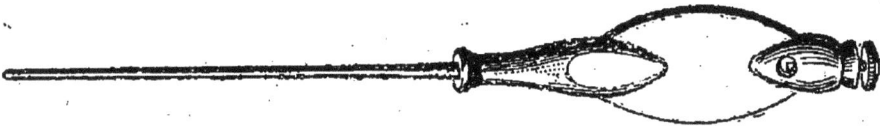

Fig. 4. — Électrode pour l'ionisation utérine.

2° Un *réducteur de potentiel* pour permettre de faire varier le voltage.

3° Un *voltmètre* pour mesurer ce voltage.

4° Un *milliampèremètre gradué en unités* pour faciliter les variations minimes d'intensité.

5° Un *inverseur de courant*. Ces quatre appareils seront montés sur un même tableau.

6° Des *jeux de câbles* de 1 à 3 mètres par paire, revêtus de soie rouge pour le pôle positif, verte pour le négatif, afin d'éviter les confusions de pôles au moment des applications.

7° Des *serre-fils* ou mieux des électrodophores de Delineau à trous multiples, permettant la fixation et le groupement des différents conducteurs sur le même pôle.

8° Des *électrodes*. Pour l'électrode indifférente plaques de zinc ou d'étain avec peau de chamois, recouvertes d'ouate hydrophile chimiquement pure mouillée avec une solution salée faible, de 1 centimètre d'épaisseur et d'au moins 4 centimètres carrés de dimension (A. Bouchet);

Ou bien plaques métalliques souples et nues, doublées de tissu hydrophile en 16 ou 32 doubles (St. Leduc).

Pour l'électrode active, de même ouate ou tissu hydrophile de 2 centimètres d'épaisseur couvrant toute la surface à traiter; s'il s'agit d'une articulation, on entoure celle-ci complètement. Sur le tissu hydrophile imprégné de substance médicamenteuse, on dispose des *tressés de cuivre rouge* reliés au courant.

La forme, la nature même de l'électrode active varient avec les régions à traiter. Pour l'urètre, on doit recourir à une sonde d'un dispositif tout spécial[1].

Application. — Les deux électrodes préparées, on applique l'indifférente en général à la région dorso-lombaire, de façon qu'elle se maintienne seule en place, le malade étant couché.

L'application de l'électrode active varie avec les régions. On peut limiter l'espace à l'aide de taffetas imperméable, d'une feuille de gutta-percha laminée, par exemple.

Avant l'application, on s'assure que les surfaces

---

[1] ALBÉRIC BOUCHET, La thérapeutique des ions. Traitement de l'urétrite blennorragique (*Journal des praticiens*, n° 6, 9 février 1907, p. 89).

cutanées sur lesquelles on doit agir ne présentent pas de solution de continuité ; on contrôle son intégrité en y passant un tampon imbibé d'alcool-éther. On recouvrirait de collodion tout point dénudé avant de commencer la séance électrolytique.

Manœuvres. — Les électrodes en place, on les relie chacune à un des pôles. Ce pôle peut varier selon la nature du médicament employé ; ainsi, s'il s'agit de salicylate de soude, l'ion actif, l'acide salicylique, étant un anion, on reliera l'électrode imprégnée de sa solution au pôle négatif. L'électrode indifférente dorso-lombaire recevra le pôle positif.

Pendant tous ces apprêts, l'appareil électrique reste au zéro.

Quand tout est bien vérifié, pôles exactement placés, bon raccordement à la source, etc., on fait passer le courant d'abord à très faible intensité puis progressivement jusqu'à 0,050 à 0,100 milliampères et même plus, environ 0,002 *milliampères par centimètre carré de surface traitée.*

On maintient le maximum possible vingt minutes à une demi-heure.

Pour cesser la séance, on diminue peu à peu l'intensité jusqu'au zéro.

S'il se produit de fortes sensations douloureuses localisées, on ramène lentement au zéro, et l'on protège par du collodion les points douloureux.

Modes d'Ionisation. — Il y a deux modes principaux d'ionisation, l'*ionisation simple* et l'*ionisation médicamenteuse.*

I. *Ionisation simple.* — Dans l'ionisation simple,

sans intervention de substances étrangères à l'organisme, on agit directement sur les tissus par l'intermédiaire des ions contenus dans les humeurs, les liquides de l'organisme, le sang, les secrétions, les globules : on peut agir même sur les microbes.

Mode d'application. — Larges électrodes spongieuses, feutre, amadou, coton, gaze hydrophile en plusieurs doubles ou bain de pied, bain de bras de préférence. Pour le reste comme pour la méthode en général.

Dose : 60 à 100 milliampères.

Durée. — Trois quarts d'heure, surveiller la peau, les érosions.

II. *Ionisation médicamenteuse.* — Dans ce second mode interviennent les médicaments.

On peut les faire agir à la surface, c'est la méthode habituelle ou *ionisation épidermique*, ou pratiquer une injection hypodermique sur laquelle on fait agir le courant, c'est l'*ionisation hypodermique* [1].

Nature des médicaments et indications thérapeutiques. — D'après les principes généraux de l'ionisation, tous les médicaments, à la seule condition qu'ils soient corps électrolytiques, peuvent s'administrer au moyen de l'électricité. On peut donc en imaginer une longue liste.

Les suivants ont donné lieu à des applications cliniques.

------

[1] J. LARAT, La médication galvano-ionique (*Presse médicale*, 19 février 1910, p. 130).

1º Sel de lithium.

Plonger la région malade dans un bain ainsi composé :

Chlorure de lithium.................. 2 parties.
Lithine............................. 1/2 partie.
Eau.................... Q. S. pour 100 parties.

On place cette solution au pôle positif.

On peut varier la solution et le mode d'application, par exemple la verser sur du coton hydrophile.

En général, l'intensité du courant par décimètre carré est de 20 milliampères (Labatut) à 100 et 200 (Guilloz).

Durée d'application, vingt à trente minutes, plus même, jusqu'à une et deux heures par jour.

Indication. — *Goutte.*

2º Salicylate de soude.

Pédiluve ou autre récipient rempli avec la solution suivante, en quantité suffisante :

Salicylate de soude................... 3 parties.
Eau chaude........................... 97 —

La solution au pôle négatif.

Selon la région, on varie le mode d'application. Le coton hydrophile se prête bien à toutes ces variantes.

L'intensité du courant varie avec l'étendue de l'application, de 15 milliampères à 40 et 50.

Durée de l'application. — Quarante-cinq minutes à une heure, tous les trois jours ou moins, selon les cas et les circonstances.

Chaque gramme décomposé au pôle négatif intro-

duira dans les tissus sous-jacents 0gr23 du salicylate de soude employé[1] au maximum.

AUTRE TECHNIQUE [2]. — Sur de grandes élec
trodes de 90 centimètres de long et 20 centimètres
de large, étendre du salicylate de soude qui, avec
l'humidité de l'électrode, fait une pâte. Appliquer
la cathode à la partie antérieure du membre à partir de sa racine jusqu'à son extrémité; l'anode à la
face postérieure.

Durée des séances : une demi-heure pour chaque
membre.

DOSE : Intensité du courant, 150 à 200 milliampères.

Indications. — *Arthrites rhumatismales, ankyloses*
de natures diverses, consécutives au rhumatisme,
à l'arthrite fongueuse, *névralgies*, etc.

3° Chlorhydrate d'ammoniaque ou chlorure de sodium [3].

Procédé analogue à celui mis en œuvre avec le
salicylate de soude.

4° Chlorure de sodium.

Solution à 1 p. 100 ou à 5 p. 100, placée au pôle
négatif.

---

[1] DESFOSSES et A. MARTINET, L'ion salicylique (*Presse médicale*, n° 32, 2 octobre 1907, p. 252).

[2] WILLYAMOZ (Lausanne), Traitement du rhumatisme articulaire aigu par la cataphorèse (*Société fribourgeoise de médecine*
7 novembre 1909).

[3] P. DESFOSSES et A. MARTINET, La sclérolyse ionique (*Presse
médicale*, n° 23, 20 mars 1907, p. 178). — DUREY, Le massage et
l'ionisation dans les affections articulaires (*Presse médicale*, n° 44,
1er juin 1907, p. 347).

Indications. — *Ankyloses diverses,* affections chroniques de l'oreille, surtout non suppurées.

5° **Hyposulfite de soude** [1].

Mode d'application. — L'électrode active, constituée par une lame d'étain de 25×15 recouverte d'une épaisse couche de tissu hydrophile imbibé d'une solution chaude à 5 p. 100 d'hyposulfite de soude, et réunie au pôle négatif, est placée sur la face postérieure de la cuisse et au point d'émergence du nerf sciatique.

Une deuxième électrode, positive, imbibée d'eau ordinaire, est fixée au mollet et un peu sur la face externe de la jambe.

Un bain de pied peut remplacer cette électrode, si le malade peut garder la position assise.

Courant 70 à 90 milliampères, 40 minutes.

Mode d'action. — Il y a décomposition de l'hyposulfite de soude, dégagement de SO^2 et dépôt de soufre sous l'électrode négative.

Dans l'urine, on trouve augmentation du soufre, portant principalement sur les sulfates et les phénol-sulfates.

Après le passage du courant, $S^2 O^3 Na^2$ se décompose ; l'ion SO^2 va au pôle positif, Na, au pôle négatif. Mais Na, en présence de $H^2 O$ de la solution, donne la rédaction

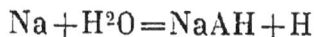

$$Na + H^2 O = NaAH + H$$

---

[1] J. LABORDERIE (Sarlat), Sur un cas de sciatique traité par l'électrolyse de l'hyposulfite de soude (*Archives d'électricité médicale*, 10 mai 1911).

Cet hydrogène H, incompatible avec l'ion SO^3, donne

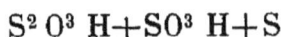

$$S^2O^3 H + SO^3 H + S$$

Cet ion $SO^3 H$, qui est un anion, se porte au pôle positif, et pour cela pénètre dans l'organisme où il est oxydé et où il produit une augmentation des sulfates et des phénol-sulfates.

6° Iode [1].

On emploie la solution suivante :

> Iodure de potassium.................. 1 gramme.
> Eau distillée...................... 99 grammes.

ou bien :

> Iodure de potassium.................. 2 grammes.
> Eau distillée...................... 9^5 —

Appliquer quantité suffisante sur les articulations malades à l'aide de seize doubles de tissu d'ouate hydrophile, que l'on recouvre d'une plaque d'étain reliée au pôle négatif.

Courant : de 40 à 100 et même 105 milliampères progressivement.

Indications. — *Ankyloses*, cicatrices, *rhumatismes* chroniques, *fistule pleurale* consécutive à un empyème, *adhérences pleurales*, *affections de l'oreille*, en particulier chroniques, suppurées, affections où il y a indication de l'iode non localement, *goitre, scrofule, orchite, périmétrite, phlébite.*

---

[1] RAYMOND BRILLOUET, Étude physique et thérapeutique des ions et particulièrement de l'ion iode. (Thèse de Paris, 1907, J.-B. Baillière et fils).

7º Sels de quinine.

Indications.—*Névralgies, tic douloureux de la face.*
10 à 20 milliampères, même 45 (Leduc), pendant quarante minutes.

8º Chlorure de zinc, sulfate de magnésie.

Nº 1. Chlorure de zinc	1	partie.
Eau distillée	99	parties.
Nº 2. Sulfate de magnésie	3	parties.
Eau distillée	97	parties.

Indications. — *Affections cutanées diverses.*
Application à l'aide du coton hydrophile, au pôle positif. Cerner la région à traiter par du tissu imperméable, gutta laminée ou autre. 10 à 15 milliampères, pendant vingt à cinquante minutes.

Ulcères variqueux, verrues, épithéliomas, etc.
Urétrite, blennorragie avec un dispositif spécial.
Solution :

Sulfate de zinc	1/2	partie.
Eau	99	parties 1/2.

Pour cette application intra-urétrale [1], on dispose un récipient, le bock habituel des injections diverses, contenant 2 litres de la solution précédente. Une sonde à œillets multiples, dite sonde de Desnos, est introduite dans le canal. Celle-ci est réunie au tube d'écoulement d'un bock par un robi-

---

[1] ALB. BOUCHET, La thérapeutique des ions. Traitement de l'urétrite blennorragique (*Journal des praticiens*, nº 6, 9 février 1907, p. 89).

net métallique, porteur d'une borne à vis destinée
à la fixation d'un des fils électriques.

Dans le diamètre de ce tube à robinet, une bar-

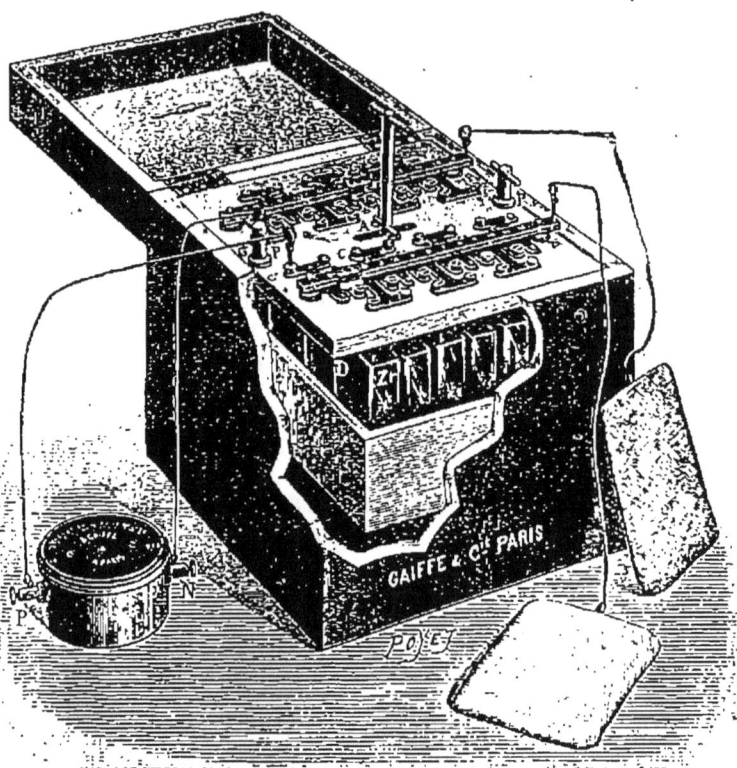

Fig. 5. — Appareil portatif pour l'ionisation.

rette permet de fixer un fil de platine à extrémité
boutonnée qui parcourt la sonde jusqu'à 1 centimètre et demi de son extrémité, afin de prolonger
ainsi le courant dans le sens même du liquide de
lavage.

Le reste de l'application ressemble à toutes les

applications dermothérapiques ; l'électrode indifférente, large, mesure au moins 1 décimètre carré, maintenue dans la région dorso-lombaire.

On utilise un courant de 20 à 30 volts et de 1, 2, 5 et même 10 milliampères.

Métrites hémorragiques, métrites blennorragiques, avec un dispositif spécial aussi [1].

1° Hystéromètre construit de façon à pouvoir recevoir dans sa partie libre des tiges de zinc de longueur et de calibre variables, et à pouvoir se réunir à une électrode.

Entre la tige de zinc et l'électrode, revêtement de caoutchouc faisant l'isolement pour garantir les tissus sains. Les auteurs ont adopté des dispositifs différents [2].

Cet hystéromètre est réuni au pôle positif.

2° Pôle négatif formé de compresses de gaze imbibées d'eau salée, recouvertes d'une plaque souple d'étain, le tout fixé sur l'abdomen ou sur la cuisse du malade.

Courant de 30 à 60 milliampères, d'une durée d'application de vingt à trente minutes.

Avant l'application de l'hystéromètre, on aseptise le vagin en y faisant passer sous courant électrique une solution de :

---

[1] P. DESFOSSES et A. MARTINET, L'ion zinc (*Presse médicale*, n° 55, 10 juillet 1907. p. 436). — LAQUERRIÈRE, Quelle est la valeur pratique de l'introduction électrique des médicaments. (*Société de thérapeutique*, avril 1908).

[2] ALB. BOUCHET, La thérapeutique des ions. Traitement de la métrite blennorragique (*Journal des praticiens*, n° 8, 23 février 1907, p. 121). — A. MALHERBE, De l'électro-ionisation transtympanique (*Bulletin médical*, n° 16, 2 mars 1907, p. 182).

Sulfate de zinc.......................... 0^{gr},50

Eau...................................... 99^{gr},50

On a aussi, mais moins couramment, utilisé des électrodes de charbon, de platine, d'argent, d'aluminium, de cadmium, selon qu'on avait l'intention de recourir à des électrodes attaquables ou à des électrodes inattaquables.

Il y a avantage à choisir une électrode attaquable, et en particulier l'électrode zinc.

Pour le traitement, en dehors du dispositif électro-ionique, on doit avoir à sa disposition :

1° Un spéculum isolant, par exemple un spéculum de Fergusson en porcelaine ou en verre ;

2° Une canule en caoutchouc souple à œillets multiples, avec obturateur de porcelaine, pour pratiquer les injections vaginales ;

3° Un bock à injections d'environ 2 litres, destiné à distribuer la solution chaude de sulfate de zinc ;

4° Un dispositif pour les traitements gynécologiques, table ou chaise longue à spéculum. On peut se servir de ce meuble pour y disposer la grande électrode indifférente dorso-lombaire.

9° Argent [1].

Mode d'application. — 1° Toilette savonneuse du prépuce et du gland, puis lavage au sublimé à 1 p. 1000. Désinfection de l'urètre antérieur et de

---

[1] DONNAT, Sur le traitement par l'ion argent de la blennorragie chronique de l'homme (*Archives d'électricité médicale*, 10 mars 1909).

l'urètre postérieur et de la veine avec une solution boriquée à 30 p. 1000 à l'aide de la canule de Janet.

2° Anesthésie avec quelques centimètres cubes d'huile de vaseline cocaïnée à 1 p. 100.

3° Introduction d'une sonde d'argent reliée au pôle positif. Courant 9 à 10 milliampères pendant dix minutes.

Renverser le courant, après retour lent au zéro, et donner 2 à 3 milliampères, 6 à 7 jours.

Indications. — *Blennorragie chronique.*

10° Pilocarpine.

Nitrate de pilocarpine............ 2 à 5 parties.
Eau distillée...................... 98 à 95 —

Au pôle positif pour dégager l'ion pilocarpine.

Électrode active, terminée par une petite mèche d'ouate hydrophile imprégnée de la solution choisie, introduite dans le conduit auditif externe jusqu'à contact avec la membrane du tympan ; autre électrode figurée par une bougie à surface revêtue d'un isolant, sauf à l'extrémité terminée en olive métallique.

Indications. — *Affections de l'oreille* surtout non suppurées. Voir *Chlorure de sodium, Chlorure de zinc.*

11° Radium [1]. Voir : *Radiumthérapie.*

Mode d'application. — Electrode positive consti-

---

[1] HARET, Un nouveau procédé de radiumthérapie, l'introduction de l'ion radium dans les tissus pathologiques sans effraction de l'enveloppe tégumentaire (*Académie de médecine*, 21 mars et 16 mai 1911).

tuée par une compresse imbibée d'une solution de
10 microgrammes de bromure de radium.

Courant. — 10 milliampères.

Durée. — 30 minutes.

Répéter 3 fois par semaine.

Indications. — *Tumeurs malignes* diverses.

Cette liste d'affections et de médicaments ioniques n'est qu'une liste d'attente. A cette liste viendront se joindre d'autres médicaments pour des médications semblables ou pour d'autres.

On a déjà fait des tentatives d'application de l'ion *mercure* dans la syphilis[1]; d'autres suivront.

Le point important est d'avoir, dès aujourd'hui, les principes généraux de la méthode.

Méthode d'extraction électrolytique.

Par l'ionisation médicamenteuse, on se propose d'introduire plus ou moins profondément dans l'organisme telle ou telle substance, tel ou tel ion.

Par un procédé inverse, il est possible non plus d'introduire, mais d'extraire les ions de l'organisme, ainsi l'acide urique des tophi-goutteux (Bordier[2]).

Ionisation médicamenteuse. — En dehors de l'introduction électrolytique des substances médica-

---

[1] FOVEAU DE COURMELLES, L'ion mercure dans la syphilis (*Annales de thérapeutique dermatologique et syphiligraphique et de prophylaxie antivénérienne*, t. VII, n° 4, 20 février 1907).

[2] BORDIER et ROUCH, Expériences sur les phénomènes d'entraînement et de transport des ions par l'électricité statique (*Congrès de l'Association française pour l'avancement des sciences*, Cherbourg, et *Archives d'électricité médicale*, 25 janvier 1906).

menteuses, la notion des ions régit encore un plus grand territoire de la thérapeutique.

L'ionisation gouverne en quelque sorte l'action médicamenteuse. Ainsi, tandis que dans le KCl l'anion $\overline{Cl}$ agit comme chlore et produit des effets sclérolytiques, dans le chlorate ClO^3K la dissociation ionique sépare la molécule en deux ions K et ClO^3 qui agit non plus comme chlore, mais comme anhydride chlorique.

Si l'ion actif d'un médicament se présente plus concentré, l'effet curatif, pour un même poids de médicament, se renforce proportionnellement.

Mercure. — Pour le mercure, l'ion Hg apparaît plus concentré lorsqu'il s'isole du sublimé que lorsqu'il provient de sels plus compliqués où l'ion Hg n'est plus sous la forme Hg, mais englobé avec d'autres corps.

Nature du médicament. — Pour parer à la douleur provoquée par le sublimé, il suffit de le diluer (St. Leduc).

Sublimé	10 centigr.
Chlorure de sodium recristallisé.....	1 gramme.
Eau distillée...........	100 grammes.

Trois fois par semaine, injecter dans les muscles fessiers 20 centimètres cubes, lentement, en deux minutes environ. Ni douleur, ni induration.

Indication. — *Syphilis.*

LAXATIVE (MÉDICATION).

1° **Huileuse.**

Principe de la méthode. — La constipation chronique tiendrait[1] : 1.° à la durée excessive de la traversée digestive : cinquante à cent-cinq heures et plus au lieu de dix-huit à vingt-quatre heures; 2° à l'absorption exagérée, d'où sécheresse exagérée des fèces ; 3° à la rareté des résidus alimentaires chez les sujets qui en sont atteints. Ils ne rendent qu'une minime partie d'un lavement de solution salée physiologique, comparés aux sujets sains. Les corps gras empêchent cette absorption.

Nature du médicament :

Paraffine solide........................ 8 parties.
Huile de vaseline........................ 1 partie.

Mélange fusible à 38°.

Mode d'administration. — Lavement tiède, introduit à 20 centimètres.

Dose. — 200 grammes, soit le soir, soit le matin.

Résultats. — Selle normale le matin chez les sujets qui prennent le lavement gras le soir, l'après-midi ou le lendemain matin chez ceux qui le prennent dans la matinée.

Très rarement (2 fois sur 53) un petit lavement de 100 centimètres cubes d'eau a dû faciliter la garde-robe.

Indications. — *Constipation*, hémorroïdes, entérites diverses.

2° **Mucilagineuse.**

Principe de la méthode. — Comme ci-dessus, absorption trop grande, matières trop sèches.

---

[1] Bardet, *Bulletin général de thérapeutique*, 8 juillet 1908, p. 8.

L'administration de mucilage y remédie.

Nature du médicament. — Tous les *mucilages*, nids d'hirondelles de Chine, fucus, préparés de façon à se développer dans l'intestin, en particulier la gélose et surtout l'*agar-agar*, extrait du fucus spinosa.

A cet effet, des spécialités, *agarase* (mélangé avec du ferment lactique), *thaolaxine* avec le rhamnus frangula, *scorigène*, *jubol* [1], etc., sont préparées.

Dose. — 5 à 10 grammes, jusqu'à 20 grammes par jour en deux ou trois fois dans la journée.

Indications. — *Constipation* chronique de toute nature et de toute cause, *entérocolites diverses, appendicite chronique*.

LEUCOTHÉRAPIE.

Voir : *Anti-infectieuses (médications)*.

OPOTHÉRAPIE, ORGANOTHÉRAPIE, MÉDICATION DE L'INSUFFISANCE GLANDULAIRE OU MÉDICATION GLANDULAIRE.

Principe de la méthode. — C'est à Brown-Séquard (1869) que remonte la notion scientifique de la sécrétion interne des organes et plus particulièrement des glandes vasculaires sanguines, dont les produits ont reçu de Starling la dénomination de *hormones* (ὁρμάω, j'excite).

A la suite de la destruction, de l'ablation ou de l'absence congénitale d'une de ces glandes, on

---

[1] LIPOWSKI (Bomberg), Nature et traitement de la constipation chronique (*Société de médecine berlinoise*, 16 juin 1909).

comprend que la thérapeutique ait eu recours à l'administration interne de ces mêmes glandes pour suppléer à leur défaut.

Mais il s'en faut que l'absence ou l'insuffisance de la sécrétion glandulaire ne reconnaisse que ces causes.

Il n'y a pas longtemps, on ne voyait guère dans la maladie que la lésion anatomique ; mais petit à petit une autre notion de pathologie s'est fait jour : celle du trouble fonctionnel, plus près de la frontière de la santé que la lésion somatique. On a ainsi reconnu dans beaucoup d'affections des stades prémonitoires ou prélésionnels, la prétuberculose, la présclérose, etc.

Ici encore il y a en perspective comme aboutissant la lésion. Mais on a constitué aussi des syndromes cliniques, dans lesquels le trouble fonctionnel se manifeste pour ainsi dire à l'état de pureté et on a pu distinguer l'hypofonctionnement, l'hyperfonctionnement et le type mixte de l'instabilité, tantôt hypofonction, tantôt hyperfonction avec quelques relais passagers arrêtant la fonction aux environs de la normale.

C'est surtout les glandes diverses, vasculo-sanguines ou autres, qui ont fourni à ce sujet les notions les plus importantes, soit que le trouble fonctionnel constitue toute l'affection en cause, soit (il s'agit surtout d'insuffisance glandulaire) qu'il vienne se greffer sur une maladie primitive, ainsi l'insuffisance surrénale dans la scarlatine ou dans la diphtérie, comme on l'a montré dans ces derniers temps.

On comprend, dans ces conditions, l'importance majeure de dresser le catalogue de tous ces troubles fonctionnels et d'indiquer à quels signes on peut les reconnaître afin d'y porter remède par la *médication glandulaire.*

Nature du médicament. — Les préparations employées dans la médication glandulaire ne diffèrent guère que par la nature même de l'organe ; on peut donc, pour éviter les redites, indiquer une fois pour toutes ces préparations. On ne trouvera aux chapitres spéciaux que celles qui présentent quelques particularités.

Les organes divers sont administrés thérapeutiquement.

I. Soit FRAIS EN NATURE sous forme de *hachis* ; c'est le mode d'administration le plus simple ; mais il suppose la possibilité d'un approvisionnement rapide, car les organes doivent être d'une *fraîcheur absolue.*

Soit sous FORME DE PULPE ; même exigence de fraîcheur.

II. A L'ÉTAT D'EXTRAIT ; en général, c'est le résultat de la trituration d'un hachis ou d'une pulpe, l'un et l'autre également frais, et de sa macération dans de l'eau additionnée de sel dans la proportion physiologique à 7 p. 1000 et d'une petite quantité de glycérine. — Le tout est décanté et soumis à la stérilisation par filtration sur la bougie de porcelaine dégourdie sous pression d'acide carbonique liquide.

L'extrait liquide, logé dans des récipients de

verre stérilisés, bien bouchés, conservés à l'abri
de la lumière, peut se garder quelque temps
(huit à dix jours).

Il est donc d'une conservation plus longue que
l'organe frais.

Il a surtout pour but l'injection sous-cutanée,
moins pratiquée actuellement.

III. A L'ÉTAT SEC. 1º Desséché à faible température, l'organe frais peut servir à confectionner
une *poudre*.

Cette poudre, en *cachets*, en *pilules*, en *comprimés*,
permet une conservation bien plus longue. Il faut
cependant maintenir ces préparations bien au sec.
On ne doit percevoir, en les sentant, aucune trace
de mauvaise odeur.

Actuellement, c'est la poudre dont l'emploi s'est
le plus généralisé.

Il faut, bien entendu, que la substance active du
médicament ne subisse aucun affaiblissement
d'action par suite de son passage par le tube
digestif, ce qui représente le cas habituel.

2º Pour un certain nombre d'organes, on a pu
isoler soit sous forme de corps chimique, soit sous
forme d'extraits spéciaux, la *substance active*,
qu'on peut présenter de diverses façons, en *comprimés*, en *pilules*, ou même *à l'état naturel*.

Au fur et à mesure des découvertes, le nombre
de ces préparations augmentera petit à petit.

Voilà donc la nature et la forme sous lesquelles
on prescrit les préparations glandulaires, quelles
qu'elles soient. Aux chapitres spéciaux nous don-
nerons les doses de chacune.

Il est désirable que les diverses préparations soient comparables, qu'en particulier les extraits liquides et les poudres desséchées correspondent à un même poids de glandes fraîches. Cette unification fait encore défaut.

On ferait donc bien, jusqu'à ce qu'elle soit obtenue, de se reporter toujours à la quantité de glande fraîche correspondant à la préparation employée.

OPOTHÉRAPIE CUTANÉE. EXTRAITS DERMIQUES[1].

Nature du médicament. — Peau de porc ou de cheval en extrait sec.

Dose. — 1 à 2 grammes par jour.

Effets. — Favorise la nutrition et l'assimilation, augmentation du poids.

Indications. — *Troubles de la nutrition,* amaigrissement, *affections cutanées.*

OPOTHÉRAPIE DIGESTIVE.

Opothérapie gastrique.

1° *Suc gastrique naturel.* Gastérine (Frémont); dyspeptine (Hepp).

Dose. — *Adultes :* 1 cuillerée à soupe, 5 minutes avant chaque repas.

Enfants : 1 cuillerée à café avant chaque prise d'aliment.

Faire prendre dans de la citronnade, de la bière,

---

[1] E.-A.-C. GAUDICHARD, Les extraits dermiques, préparations et formes pharmaceutiques appliquées à l'opothérapie cutanée. Thèse de Bordeaux.

du champagne, de l'eau et du sirop de groseille, du bouillon tiède, mais pas dans un liquide trop chaud ni dans les eaux alcalines.

Action. — L'action du suc gastrique naturel est surtout excito-secrétoire (Froin et Carnot); c'est le remède de l'insuffisance gastrique. Chez les enfants et nourrissons il facilite la digestion du lait.

Effets. — Dès la troisième ou quatrième dose, diminution de la douleur, activité de la digestion stomacale ou intestinale. De plus, action sédative, apéritive.

Indications. — *Dyspepsies gastriques, embarras gastrique, anorexies, cancer de l'estomac, anémie, gastropathies des tuberculeux, grippe gastro-intestinale, colite muco-membraneuse, diarrhées des tuberculeux* [1]*, convalescence.*

En résumé, toute *insuffisance fonctionnelle de la sécrétion gastrique.*

2º *Extrait de muqueuse stomacale.*

Mode d'administration. — Soit en nature, en préparant chaque fois la macération nécessaire, soit sous forme d'extrait ou même sec, préparations spécialisées.

Indications. — A peu près *celles du suc gastrique,* principalement lorsqu'il y a désorganisation assez étendue de la muqueuse.

---

[1] TIMBAL, Dyspepsies des tuberculeux, examen coprologique (*Th. Toulouse*, 1911). — DEBOVE, POUCHET et SALLARD, Clinique thérapeutique.

3° *Présure, labferment.*

On l'emploie pour suppléer àu manque de présure de l'estomac malade.

Mode de préparation, naturè du médicament. — On précipite la présure d'une macération de caillette de veau ; le précipité est lavé et séché.

Dose. — 0 gr. 50, à chaque repas ou à chaque prise de lait. En nature, soit tel quel, soit en cachets ou en dissolution dans l'eau et le lait. Mettre le labfermént au fond d'un verre ; ajouter une cuillerée à bouche d'eau, faire dissoudre complètement ; verser le lait, remuer et boire, sans laisser longtemps en contact.

Indications. — *Dyspepsies stomacales* ; troubles *gastro-intestinaux* des jeunes enfants.

Adjuvant *dans le régime lacté* pour favoriser la digestion du lait.

Opothérapie intestinale.

Suc ou extrait intestinal. Entérokinase.

Nature du médicament. — Extrait de la muqueuse intestinale.

On l'associe avec la pancréatine, *pancréatokinase.*

On enferme la préparation dans des capsules de gluten pour qu'elle passe inattaquée dans l'estomac, ou bien on l'administre en granulé.

Dose. — De 20 à 50 centigrammes aux repas, ou aussitôt après.

Indications. — *Dyspepsies diverses, dyspepsies intestinales*, particulièrement *infection gastro-intestinale des nourrissons, constipation.*

Opothérapie hépatique.

1º *Suc hépatique ou extrait hépatique total.*

Nature du médicament. — Extrait de foie.

Dose. — 0 gr. 60 à 1 gr. 50 par jour, en deux ou trois fois dans la journée.

Indications. — *Affections hépatiques diverses, cirrhose, diabète* [1]*, hémophilie.*

2º *Glycogène.*

Au lieu d'avoir recours au tissu hépatique dans son intégralité, on extrait le glycogène.

Dose. — 0 gr. 50 à 1 gr. 50 par jour, en deux ou trois fois.

Indications. — *Affections hépatiques, diabète* [2].

3º *Bile.*

Ce n'est plus le tissu hépatique, mais sa sécrétion, la bile en nature, soit liquide encore, soit concentrée ou même desséchée.

Dose. — 0,30 à 0,50 centigrammes.

Indications. — *Dyspepsies intestinales avec insuffisance hépatique, lientérie, ictère catarrhal.*

Opothérapie pancréatique.

1º *Extrait ou suc pancréatique.*

Nature du médicament. — Greffe sous-cutanée du pancréas, puis injections sous-cutanées d'extrait; administration d'extrait en tablettes, en nature, en hachis, en sandwich (Combe, de Lausanne).

---

[1] GILBERT et CARNOT, *Société de biologie*, 1896.
[2] LAUMONIER, *Société de thérapeutique*, 23 décembre 1903.

Doses. — Injections sous-cutanées, une seringue. En hachis, 60 grammes de glande fraîche par jour.

Effets. — Amendement de la polyurie ; parfois la glycosurie diminue, l'appétit augmente, la nutrition s'améliore, le poids du corps s'élève.

On n'obtient pas cependant la guérison absolue, et pour maintenir l'amélioration il faut continuer la médication.

Accidents. — On a noté de la fièvre, des érythèmes.

Indication. — *Diabète maigre.*

2o *Trypsine.*

Au lieu de suc pancréatique total, on a employé le principe actif de la digestion des albuminoïdes isolé.

Dose. — 0 gr. 50 par jour, en deux fois, aussitôt après le repas, dans un peu d'eau alcaline, Vichy ou Vals.

Indication. — *Dyspepsies intestinales.*

OPOTHÉRAPIE HYPOPHYSAIRE.

Principe de la méthode. — Vaso-constriction du corps thyroïde [1], vaso-dilatation rénale.

Action modératrice de l'activité de la thyroïde.

Mode d'administration et doses. — 1o *Injections sous-cutanées :* 1 à 4 centimètres cubes, deux à trois fois dans la journée.

2o Poudre totale d'hypophyse de bœuf, 0 gr. 20 en deux fois dans la journée, donc 0 gr. 10 chaque fois.

---

[1] HALLION et CARRION, Sur l'essai expérimental de l'extrait opothérapique d'hypophyse (*Société de thérapeutique*, 13 mars 1907).

On peut très bien aller jusqu'à 0 gr. 30 et 0 gr. 50 (Renon [1]), par 0 gr. 10 chaque fois ; en cachets ou délayés dans de l'eau ou du lait.

Effets. — Antagonisme avec l'extrait thyroïdien [2]. *Action cardio-vasculaire.*

1° *Pouls* renforcé, ralenti.

2° *Arythmie cardiaque* disparue.

3° Diurèse et *pression* abaissée momentanément, puis élevée.

Sueurs profuses arrêtées.

Sensation de chaleur supprimée.

Sommeil, appétit revenus.

Asthénie disparue.

Élimination des sels calcaires facilitée.

Les effets seraient différents avec l'un ou l'autre lobe de la glande pituitaire :

Lobe postérieur : effets analogues à la surrénale, action semblable à l'adrénaline, de durée plus longue : augmentation de la pression, ralentissement du pouls, mydriase, diurèse ; comme *accident de l'administration prolongée* : trouble de la nutrition, émaciation, dégénérescence de la rate, nécrose centro-lobulaire du foie.

Lobe antérieur : augmentation de la taille et du poids, pousse des cheveux, régulation de la chaleur, et du tissu adipeux, influence favorable sur les glandes génitales.

---

[1] Louis Renon et Armand-Delille, Sur quelques effets opothérapiques de l'hypophyse (*Société de thérapeutique*, 22 janvier 1907).

[2] Williams, Sur l'action de l'extrait de glande pituitaire (*Société œsculapienne de Londres*, 4 mars 1910).

Indications. — 1° DIRECTES. — *A.* Tous les cas où l'on veut élever la tension artérielle, ralentir le pouls : *affections cardiaques*[1] en hyposystolie et en asystolie, myocardite, accidents cardio-vasculaires dans la *diphtérie, asthénie cardiaque post-grippale, shock opératoire* (voir aussi *Médication surrénale*).

B. Augmenter la diurèse : affections cardiaques, *néphrites*.

C. Combattre les infections[2] : *pneumonie, bronchopneumonie, fièvre typhoïde, pleurésie purulente, méningite cérébro-spinale.*

D. Supprimer les sensations de chaleur, les sueurs profuses : *maladie de Parkinson*[3].

E. Améliorer le sommeil, l'appétit, faire disparaître l'asthénie, *tuberculose* pulmonaire, pleurale, péritonéale.

F. Atténuer certains troubles psychiques.

G. Stimuler la nutrition et le développement.

2° INDIRECTES. — *Hyperthyroïdie, maladie de Basedow.*

Contre-indications. — Hypertension artérielle, gigantisme, acromégalie.

---

[1] A. TREROTOLI, L'extrait du lobe postérieur de l'hypophyse comme tonique du cœur chez les cardiaques et chez les néphritiques (*Revue de la clinique médicale*, 17 août 1907).

[2] LOUIS RENON et ARMAND-DELILLE, Opothérapie hypophysaire et maladies toxi-infectieuses (*Société de thérapeutique*, 23 avril 1907).

[3] PARHON et URECHIE, Effets de l'opothérapie hypophysaire sur le syndrome de Parkinson (*Société de biologie*, 6 novembre 1907).

OPOTHÉRAPIE MAMMAIRE.

Principe de la méthode. — Antagonisme de la glande mammaire et de l'ovaire [1].

Nature du médicament. — Extrait liquide ou desséché de glande mammaire.

Dose. — De 0 gr. 40 à 1 gr. 50 d'extrait liquide ; 1 gramme en 2 cachets de 0 gr. 50 de poudre, soit 1 gr. 50 de glande fraîche.

Effets. — Augmentation de volume des seins, sécrétion plus abondante, régulation de la menstruation.

Indications. — *Agalactie, puberté, fibromes, ménorragies* (Batuaud [2]), *métrorragies.*

OPOTHÉRAPIE LACTÉE.

Principe de la méthode. — Le plasma du sang d'un animal normal contient des anticorps pour les cellules des différents tissus. Ces anticorps répondent aux antigènes des différents tissus en passage dans les humeurs. Plus un organe fonctionne, plus il fournit d'antigènes qui provoquent plus d'anticorps trophiques.

Donc, toute augmentation de fonctionnement améliore la nutrition d'un organe.

Nature et mode d'administration. — Lait humain aseptiquement recueilli, puis solution neutre de caséine de vache, en injections sous-cutanées.

---

[1] G. Pochon, Observation d'opothérapie mammaire et ovarienne, antagonisme des deux sécrétions (*Soc. de thérapeutique,* 3 avril 1909).

[2] Batuaud, *Société médicale de l'Élysée,* 1er mars 1906.

Résultats. — Au bout de deux jours environ, sécrétion lactée, doublée ou triplée. Persistance de cette augmentation pendant un temps très long sans nouvelle injection [1].

Indications. — *Agalactie*.

OPOTHÉRAPIE NERVEUSE.

Opothérapie cérébrale.

Suc de cerveau. Cérébrine. Transfusion nerveuse (Constantin Paul) ou *médication cérébrale*.

Nature du médicament et préparation. — On l'extrait habituellement de la substance cérébrale traitée par l'eau et la glycérine.

Mode d'administration. — Voie sous-cutanée.

Lieu d'élection. — Côtés de l'abdomen, flancs, région dorsale, lombes (Constantin Paul), région sous-acromiale, fesse (Ch. Eloy).

Cérébrosine (Page[2]).

Principe de la méthode. — Désintoxiquer les centres nerveux, principalement le cerveau, par les substances actives antitoxiques que fabrique le cerveau.

Nature et mode de préparation. — Cerveaux d'animaux sains et jeunes desséchés à 50°, 60° à l'abri

---

[1] Nolf, Contribution à l'étude de la sécrétion lactée (*Journal médical de Bruxelles*, t. XVI, n° 18, 4 mai 1911).

[2] Maurice Page (Bellevue), Une antitoxine cérébrale, sa préparation, son action, son mode d'emploi (*Presse médicale*, 21 juillet 1909). — Traitement des maladies nerveuses par un extrait cérébral agissant comme antitoxine (*Académie de médecine*, 18 mars 1909).

de l'air et de tout germe. Épuiser à l'éther sec.
Distiller les liquides éthérés.

Il reste un extrait sous forme de poudre brunâtre et grasse.

Injecter sous forme d'émulsion ou après redis-
solution dans l'huile stérilisée, dans la proportion
de 1 gramme pour 10 centimètres cubes.

Dose. — 2 centimètres cubes pendant dix jours.
Repos dix jours, reprendre. Dans les cas graves, 3 centimètres cubes un mois de suite sans
arrêt.

Effets. — 1° Relèvement de la tension artérielle
de 1 à 4 degrés, au bout d'une heure et demie,
d'abord pour quelques heures, puis définitive.

2° Relèvement de la force dynamométrique
de plusieurs kilogrammes au bout d'une heure.

3° Disparition de l'asthénie.

4° Disparition de la céphalée.

5° Accroissement de l'appétit et augmentation
de poids, 2 kilogrammes par semaine.

6° Euphorie.

7° Au début, hyperphosphaturie, légère excitation
avec insomnie, puis hypophosphaturie, diminution
ou disparition des éthers sulfoconjugués.

8° Raccourcissement de la durée habituelle des
maladies traitées.

Action. — L'extrait cérébral agirait comme antitoxique sur les éléments nerveux. Chez la souris,
1 gramme d'extrait cérébral neutralise 12 doses de
tétano-toxine.

La substance cérébrale contient un produit

albuminoïde doué de propriétés antirabiques [1].

Indications. — *Affections nerveuses en général*, et plusparticulièrement *neurasthénies, obsessions-doute, névrose d'angoisse, mélancolie, démence précoce* et affections similaires, *aliénation mentale* avec dépression, *ataxie, épilepsie* (Gibier), *neurasthénies* (Ch. Eloy) cérébro-spinale, spinale, génitale, virginale (*chlorose*), de la ménopause, des hystériques, cardiaque, des adolescents, gastrique, sénile, des hypocondriaques ; *anémie, aphasie, asthénie* ou *débilité des vieillards*.

On a même déterminé les indications particulières de la substance grise et celles de la substance blanche [2].

Opothérapie médullaire.

Transfusion du suc médullaire.

Nature du médicament. — Moelle [Babès (de Bucarest), Constantin Paul] en extrait.

Indications. — *Affections de la moelle*.

OPOTHÉRAPIE OCULAIRE.

Cristallinienne.

Nature du médicament. — Cristallin de bœuf jeune

Mode d'administration. — Par la bouche.

Dose. — Un à deux cristallins par jour.

---

[1] G. MARIE, Propriété neutralisante d'une substance isolée du cerveau normal (*Académie des Sciences*, 27 juin 1910).

[2] GUIRAUD, Essai de traitement de l'insuffisance cérébrale par les injections de suc de cerveau. Thèse de Toulouse, 1907.

Résultats. — Chez la plupart des sujets non traités, l'acuité visuelle est allée en diminuant [1].

Chez tous ceux qui ont été soumis au traitement organothérapique, l'acuité visuelle est allée en augmentant, et l'amélioration s'est maintenue.

Indication. — Menace de *cataracte* [2].

Totale [2].

Nature de la préparation. — Extrait de globe oculaire total ou extrait sec.

Dose. — Extrait sec, 2 à 8 grammes par jour.

Mode d'administration. — Voie digestive.

Indications. — *Fatigue oculaire*, surmenage oculaire.

Contre-indications. — État général grave.

OPOTHÉRAPIE OSSEUSE.

Totale.

Nature. — Os en entier, périoste, corps osseux, moelle osseuse d'os frais de bœufs et de veaux traités aussitôt l'animal abattu.

Mode d'administration. — Extrait en tablettes aromatisées au cacao.

Dose. — Deux tablettes par jour de *1 gramme* de substance osseuse totale, une à la fin de chaque repas, jusqu'à 4 et 6 si besoin dans les cas de forte déminéralisation.

---

[1] ROENER, Traitement prophylactique de la cataracte sénile (*Deutsche med. Wochenschrift*, 1909, n° 7).

[2] SARDOU (Nice), Opothérapie de la fatigue oculaire (*Société de l'internat des hôpitaux de Paris*, 27 février 1908).

Indications. — *Rachitisme, ostéomalacie, retard de la dentition, de la consolidation des fractures, phosphaturie, tuberculose* (voir *Médication recalcifiante*).

Médullaire (moelle osseuse).

Nature du médicament. — Moelle osseuse d'animaux de boucherie jeunes et sains. Extrait liquide à injecter ou tissu en nature.

Dose. — 110 à 150 grammes et plus de moelle de bœuf ou de veau par ingestion stomacale, ou l'équivalent en extrait injectable.

Ou encore une cuillerée à soupe de moelle osseuse de veau ou de jeune bœuf, encore rose, broyée avec trois cuillerées à soupe d'eau, le tout filtré et mélangé au lait (Combe).

Effets. — Augmentation du nombre des hématies (de 1 460 000, 1 860 000 à 4 000 000); proportion de l'hémoglobine accrue dans le même rapport (de 28 à 30 p. 100 à 85 p. 100); densité du sang élevée (de 1 038 à 1 068); disparition des mégalocytes.

Outre ces résultats hématologiques, disparition ou atténuation des symptômes.

Avec les hautes doses, effet purgatif.

Indications. — *Anémie pernicieuse* (Fraser, d'Edimbourg), *leucémie* et *pseudo-leucémie, rachitisme* avancé (Combe).

OPOTHÉRAPIE OVARIENNE.

Ovaire entier.

Nature de l'agent thérapeutique et préparation.

— Ovaires de femelles d'animaux, en extrait gly-cériné.

Mode d'administration. — Injection sous-cutanée, ou poudre sèche.

Dose. — De 1 à 1 cc. et demi par jour pour les injections, et de 40 centigrammes à 1 gr. 20 de substance ovarienne desséchée en capsules ou en pastilles.

Indications. — *Troubles nerveux consécutifs à l'ovariotomie, à l'hystérectomie*, diverses manifestations de l'*hystérie, troubles de la ménopause, de la puberté, dysménorrhée, goitre exophtalmique, hémophilie, acromégalie.*

Corps jaunes. Ocréine.

Principe de la méthode. — La sécrétion interne de l'ovaire provient des seuls corps jaunes (Fraenkel et Lambert), d'où la conclusion qu'il y a avantage à s'adresser à ces seuls corps jaunes.

Nature de la préparation et mode d'administration. — L'extrait de corps jaune peut se présenter sous trois formes différentes [1] :

1º Solution d'extrait de corps jaune, isotonique, stérilisée et titrée à 2 centigrammes par centimètre cube pour injections intramusculaires.

2º Solution titrée à 2 centigrammes d'extrait pur par 20 gouttes environ.

---

[1] L. DEVET, Effets thérapeutiques du corps jaune de l'ovaire, en particulier dans l'hypofonction de la glande ovarienne, la ménopause naturelle, la ménopause post-opératoire. Thèse de Paris, juillet 1907.

3° En poudre, cachets, comprimés dosés à 2 centigrammes.

Dose. — Débuter par des doses faibles, 0 gr. 04 à 0 gr. 05 par jour, augmenter jusqu'à 0 gr. 12, même 0 gr. 16 et 0 gr. 18 vers le troisième jour, maximum qu'on maintient pendant la fin du traitement.

Chez les femmes atteintes de ménopause artificielle, pousser jusqu'à 0 gr. 16 et 0 gr. 18, si besoin.

Durée totale de la médication : 10 à 15 jours, et repos, puis reprendre quand réapparaissent les accidents.

Indications. — 1° Troubles de la menstruation, *règles irrégulières, aménorrhée, dysménorrhée, règles douloureuses*.

2° Troubles vaso-moteurs : *bouffées congestives*.

3° Troubles nerveux divers liés à la *ménopause*.

4° État général : *lassitude, palpitation, constipation*.

OPOTHÉRAPIE PLACENTAIRE.

Suc placentaire.

Doses. — Comme galactogène : 60 centigrammes à 1 gr. 80.

Indication. — *Lactation insuffisante*, retour à la lactation, fibrome.

OPOTHÉRAPIE PROSTATIQUE.

Suc prostatique.

Doses. — 40 centigrammes à 1 gr. 20.

Indication. — A été essayé dans les *affections de la prostate*.

Suc pulmonaire.

Nature, préparation et administration de l'agent thérapeutique. — Poumons d'animaux sains hachés mélangés avec de la glycérine et eau. Filtrer. Ramener l'extrait au dixième.

Mode d'administration.—Injections sous-cutanées.

Indications. — Affections pulmonaires, *tuberculose* (?), *emphysème*, principalement *suppurations thoraciques* et périthoraciques, ouvertes à l'extérieur ou dans les bronches (Cassaet), pleurésies purulentes, kystes hydatiques, vomiques, abcès pulmonaires[1].

Néphrine ou suc rénal, extrait de rein.

Nature de la préparation. — Rein cru, ou à peine grillé, en aliment, mélangé avec du bouillon tiède.

Néphrine ou extrait de rein en tablettes fraîchement préparé (Dieulafoy) ou extrait obtenu par le procédé ordinaire.

Mode de préparation et doses. — I. EN NATURE. — 1° *Par la bouche.* — Faire macérer quelques heures à 25° ou 30°, dans un bouillon de légumes, deux ou trois reins de jeunes porcs de 100 grammes environ, de couleur peu foncée, hachés menu préalablement, soigneusement lavés, puis pulpés au pilon dans un mortier. Filtrer sur un linge (Choupin) ou décanter (Renaut).

---

[1] ARNOZAN, Contribution à l'étude de l'opothérapie pulmonaire (*Province médicale*, n° 47, 23 novembre 1907, p. 587-592).

Donner tel quel ou mieux mettre en contact avec du suc gastrique artificiel pour détruire les produits toxiques (Carles, de Bordeaux); continuer dix jours de suite.

Voici comment Alb. Robin conseille de faire la préparation :

Reins de porc absolument frais, décortiqués, hachés et lavés rapidement à l'eau distillée. Broyer le hachis au pilon dans un mortier entouré de glace avec 450 centimètres cubes d'eau salée à 7 p. 1000. Après broyage, laisser reposer entouré de glace. Au bout de quatre heures, décanter. Le liquide obtenu représente environ 400 grammes. Prendre en trois doses, une demi-heure avant les repas du matin, de midi et du soir.

On peut modifier la couleur et le goût du liquide par l'addition d'une cuillerée de bouillon concentré, de julienne tiède, ne dépassant pas 38°. Continuer 8 jours.

2° *En lavements.* — Quand l'administration buccale de la macération rénale devient impossible, on peut utiliser la voie rectale.

Technique. — Voici à cet usage la technique indiquée par Renaut [1] (de Lyon).

Prendre 3 reins de JEUNES PORCS qu'on vient de sacrifier. Inutile de laver. Hacher menu. Broyer le hachis dans un mortier avec 600 grammes d'eau salée à 6 p. 1000. Laisser macérer 4 heures, entourer

---

[1] RENAUT, Opothérapie dans l'imperméabilité rénale de cause brightique (*Bulletin médical*, 19 décembre 1908).

de glace. Décanter, passer au linge fin. Mettre ensuite le hachis restant sur ce même linge pour obtenir encore du liquide.

Diviser en 3 lavements. A donner dans la journée.

Porter le liquide profondément avec une sonde et ne la retirer qu'après cessation de toute excitation ano-rectale.

Donner les lavements 3 jours consécutifs, arrêter 3 jours pendant lesquels on emploie des diurétiques ou autres médicaments indiqués (digitaline, strophantus, etc.).

II. EN EXTRAIT. — Mêmes manipulations que pour les autres extraits d'organes : broyage de l'organe frais dans l'eau et la glycérine, filtrage à la bougie Chamberland sous pression d'acide carbonique, d'après la méthode de d'Arsonval.

Dessécher dans le vide et confectionner des tablettes.

Doses. — A. *Injections sous-cutanées.* — 1 centimètre cube pour chaque injection, trois fois par jour.

B. *Tablettes.* — 30 centigrammes d'extrait sec 3 fois par jour, au moment des repas.

Effets. — *Chez les sujets sains*, phénomènes peu tranchés : polyurie légère, modification du taux des phosphates et des chlorures. Toutefois, rapport étroit entre ces effets et la néphrine introduite dans l'organisme, car ils cessent en même temps qu'on arrête la médication.

Chez les malades :

1° Diurèse, sauf dans la polyurie de la néphrite interstitielle, l'urine devenant moins copieuse. Donc régulation.

2° Diminution ou cessation de l'albuminurie (40 p. 100) (Schiperovitsch).

3° Relation inversement proportionnelle de la quantité et de la densité de l'urine.

4° Présence fréquente de leucocytes.

5° Disparition des symptômes, anxiété, dyspnée, céphalalgie, prurit.

6° Retour des accidents après un certain temps par la cessation du traitement.

7° Action coagulatrice (Gilbert, Carnot).

Mode d'action. — La rénothérapie agirait comme un antitoxique, neutraliserait les toxines en circulation dans l'économie.

Indications. — *Néphrites diverses, artériosclérose, affections cardiaques,* compliquées de *congestion rénale,* toutes les insuffisances rénales.

Opothérapie rénale embryonnaire ou néphropoiétique (P. Carnot).

Principe de la méthode. — Utiliser la sécrétion interne du rein, mais, en plus, l'action formatrice des organes en état de développement qui renferment des substances actives provoquant leur croissance (P. Carnot et A. Lelièvre[1]),

---

[1] P. CARNOT et A. LELIÈVRE, Activité néphropoiétique du sang et des reins au cours des régénérations rénales (*Académie des sciences,* 2 avril 1907).

substance néphropoiétique, agent actif de la régénération de l'organe, se retrouvent et dans le sang circulant et dans le rein en régénérescence abondante et active, principalement dans le rein fœtal.

Nature de la médication. — Reins frais d'animaux nouveau-nés, de préférence fœtus d'animaux.

Préparation, administration. — Même préparation, même mode d'administration que pour les reins d'animaux adultes. Administrés en nature, crus, hachés ou pulpés ou sous forme d'extraits organiques.

Au besoin, poudre sèche d'organe, obtenue par dessiccation à basse température.

Dose. — La valeur d'un à deux reins entiers.

Mode d'action et effets. — Disparition des albuminuries même intenses, fonction rénale rétablie en 10 à 15 jours. Production d'*hyperplasie régénératrice* du rein.

Indications. — *Néphrites diverses, albuminuries,* albuminuries intermittentes.

OPOTHÉRAPIE SPLÉNIQUE.

Suc splénique.

Principe de la méthode. — Action coagulante de l'extrait de rate.

Nature de l'agent thérapeutique. — Pulpe de rate de bœuf fraîche, en nature ou bien l'extrait [1]. Rate broyée et réduite en extrait glycériné.

---

[1] M. Paucot, L'opothérapie de la rate dans la splénomégalie paludique (*Société médico-chirurgicale du Nord*, 7 février 1907).

Dose. — La valeur de 50 grammes de rate fraîche par jour.

Indications. — *Anémie, anémie pernicieuse, leucé-mie, pseudo-leucémie, chlorose, rachitisme, spléno-mégalie paludique, paludisme chronique, sarcome, cancer, tumeurs lymphoïdes* (lymphosarcomes), *tumeurs adénoïdes, hémorragies, hémophilie.*

Voir *Sérothérapie antisplénomégalique.*

OPOTHÉRAPIE SURRÉNALE.

Extrait de suc surrénal ou médication capsu-laire.

Doses. — 1º GLANDES FRAÎCHES. — 1 gr. 50 à 2 gr. pour commencer, monter jusqu'à 5 grammes.

2º EXTRAIT SEC. — En cachets de 30 centigrammes; 3 cachets en vingt-quatre heures pendant 10 à 12 jours, repos 2 à 3 jours et reprendre.

3º ADRÉNALINE $(C^{10}H^{15}AzO^3)$ (chlorhydrate)..

Mode d'administration. — *Ne pas injecter dans les veines, dans la trachée ni dans les poumons,* par crainte d'athérome et surtout d'œdème pulmonaire, sauf en cas de shock opératoire ou d'asthénie cardiaque où l'on peut faire une, mais une seule injection veineuse, à un quart de milligramme, pas plus.

Injection de préférence dans le tissu cellulaire sous-cutané et par la bouche, soit dès le début, dans les cas moins urgents, ou seulement après une injection sous-cutanée [1].

---

[1] O. JOSUÉ, Remarques sur l'emploi de l'adrénaline en théra-peutique (*Presse médicale*, 5 mars 1910).

Dose. — 1/2 milligramme, 3/4 de milligramme et 1 milligramme dans les vingt-quatre heures, en employant la solution :

> Solution d'adrénaline au millième
> (soit adrénaline 1 milligramme).   1cc.
> Sérum artificiel.................   250 à 500 grammes.

Par la bouche jusqu'à 0,002 milligramme dans les vingt-quatre heures. Netter a pu pousser jusqu'à 3 et même 5 milligrammes, toujours par la voie buccale et en répartir 4 à 6 doses dans les vingt-quatre heures.

Possibilité de continuer dix jours et plus, même des mois, deux ans (Bernard), mais avec des arrêts.

Effets. — Modification de l'état général, relèvement des forces, mais surtout *vaso-constriction hémostatique* et hypertensive, diminution et cessation des phénomènes d'intoxication [1].

Indications. — *Maladie d'Addison, diabète, incontinence d'urine* (G. Zanoni, de Milan), *goitre exophtalmique* (Crary, Simonini, de Modène), *coqueluche, rachitisme, ostéomalacie* [2], *collapsus cardiaque par rachicocaïnisation* [3].

---

[1] E. SERGENT, Diagnostic et traitement de l'insuffisance surrénale (*Presse médicale*, 10 juillet 1909).

[2] L.-M. KOSSI, L'extrait surrénal dans la prophylaxie des déformations du bassin chez les rachitiques (*Policlinico*, 1907, fasc. 34). — M.-D. TANTURRI, Nouveaux cas d'ostéomalacie guéris par les injections sous-cutanées d'adrénaline (*Gazetta degli ospedali*, 7 juillet 1907). — LÉON BERNARD, Guérison d'un cas d'ostéomalacie par des injections d'adrénaline (*Association française pour l'avancement des sciences*, XXXVIIIe Congrès, Lille, 27 août 1909).

[3] KOTHE, Action tonique de l'extrait de capsule surrénale en cas de collapsus cardiaque (*Centralbl. f. Chir.*, n° 3, 1907).

On a décelé l'*insuffisance surrénale* dans la *scarlatine* (Hutinel), dans la *diphtérie* [1].

Vomissements incoercibles [2].

L'*adrénaline* se prescrit dans les *hémorragies*, les *hémorroïdes*, les *hémoptysies*, l'*hémophilie* et toutes les *congestions* d'organes : œil, larynx.

Contre-indications. — Athérome.

OPOTHÉRAPIE TESTICULAIRE.

Séquardine, extrait testiculaire [3].

Nature de l'agent médicamenteux et mode de préparation. — Testicules gorgés de sang du bélier ou du taureau, ainsi que d'autres gros animaux fraîchement abattus. Nettoyage et section en tranches, macération des rondelles d'organes dans la glycérine neutre à 30°.

Mode d'administration et technique. — Par la *voie rectale, lavements, injections sous-cutanées*, diluées à moitié, sous peine de provoquer la douleur.

Dose. — Chaque injection sera au minimum de *1/2 centimètre cube*, au maximum de *3 centimètres cubes* de l'extrait normal, compté non dilué.

Chaque jour de une à six injections.

En cas d'impossibilité, administrer deux fois par

---

[1] MARTIN et H. DARRÉ, Insuffisance surrénale au cours d'une diphtérie grave. Guérison (*Société médicale des hôpitaux*, 7 mai 1909).

[2] T. SILVESTRI, Essai de traitement des vomissements incoercibles de la grossesse par l'opothérapie surrénale (*Gazetta degli ospedali*, 10 janvier 1909).

[3] CH. ÉLOY, La méthode de Brown-Séquard (J.-B. Baillière, édit.

9.

semaine une dose de 4 à 8 centimètres cubes du suc testiculaire.

Durée du traitement : pas moins de trois semaines consécutives ; interrompre momentanément puis reprendre.

Mode d'action. — Accroissement de la vitalité de rétablissement des fonctions importantes.

Effets. — *A*. LOCAUX. — *Douleur* variable, *rougeur* avec *chaleur* de la peau.

B. GÉNÉRAUX. — 1° *Système nerveux.* — On peut les résumer (Ch. Eloy) : *excitation, simulation,* tonification de toutes les fonctions psychiques et organiques du cerveau, de la moelle et du grand sympathique. Du côté du cerveau, accroissement des *facultés intellectuelles,* de la *sensibilité,* de la *motilité* ; du côté de la moelle, renforcement des réflexes, en particulier dans la sphère des réservoirs, *défécation, miction, fonction génitale.*

2° *Système musculaire.* — Même augmentation de la force, constatée au dynamomètre.

3° *Sécrétions, circulation, température, nutrition, sang,* tendance à la normale.

En somme, *médicament dynamogène.*

Inconvénients. — Lymphangites, abcès, phlegmons avec des liquides mal préparés.

Avec les lavements, irritation rectale (l'extrait n'est pas assez dilué).

Indications. — *Anémie simple* ou *post-hémorragique, aliénation mentale,* surtout avec stupeur ; *ataxie locomotrice, sclérose de la moelle* en plaques, des cordons latéraux ou antérieurs, diffuse ; *ca-*

chexies de causes diverses, cancéreuse, tuberculeuse, palustre ; *chorée, débilité sénile, diabète sucré*
et *polyurie simple, fibromes utérins, goitre exophtal-*
mique, gangrène pulmonaire, hystérie, incontinence
nocturne d'urine, maladie d'Addison, maladies du
cœur, artériosclérose, sclérose cardiaque ; *maladies*
du *foie,* de l'*estomac,* de l'*intestin,* de l'*utérus,* du
rein, albuminuries diverses, *neurasthénie, névral-*
gies, névrite optique, paralysie agitante, paralysie
générale, paralysie d'origine variée, paralysie pseudo-
hypertrophique, rhumatisme, sénescence.

Contre-indications. — *Décrépitude incurable,* certaines formes d'*aliénation mentale* et tous les cas
particuliers où la déchéance est trop profonde, dans
l'*épilepsie avec idiotie, gâtisme, porencéphalie,* etc.

OPOTHÉRAPIE THYMIQUE.

Extrait ou suc thymique.

Nature du médicament. — Thymus de veau ou
celui de jeune mouton.

Modes d'administration. — 1º Cru, en hachis.

2º Extrait, comme les autres viscères.

3º Desséché, en poudre.

Doses. — Poudre, 1 à 4 grammes trois à quatre
fois dans la journée.

Effets. — Modifications de la nutrition ; poids
diminué chez quelques sujets ; chez d'autres, effets
peu marqués (Taty et Guérin, de Lyon).

Indications. — *Goitre exophtalmique, cancers* inopérables [1].

---

[1] F. GUYER, *Annals of surgery,* juin 1907.

OPOTHÉRAPIE THYROIDIENNE.

Extrait ou suc thyroïdien.

Nature de l'agent thérapeutique. — 1º Corps y roïde de mouton en nature.

2º Extrait glycériné.

3º Poudre sèche.

4º Principes actifs.

Doses. — 1º EN NATURE. — Un lobe tous les quatre jours suffirait, 10 gr. par semaine (Bruns) ; au-dessus de cette dose, symptômes d'intolérance, élévation de la température à 38º, pouls à 100 ou 112 ; diurèse abondante, céphalalgie, courbature dans les jambes, un peu d'insomnie (P. Marie).

Un lobe tous les jours pendant trois ou quatre jours, puis un lobe tous les trois, quatre ou cinq jours, suivant l'état général. En cas de réaction vive, suspendre pendant quinze jours ou trois semaines, puis reprendre (P. Marie).

Chez l'enfant, 20 centigrammes de corps thyroïde de mouton, légèrement cuit au beurre, écrasé dans du lait. Par semaine, jusqu'à 5 grammes (Brun, Lebreton, Vaquez).

Continuer pendant très longtemps, avec des intervalles d'arrêt.

2º EXTRAIT GLYCÉRINÉ.

3º POUDRE SÈCHE. — De 0 gr. 025 milligrammes à 3 gr. 25 centigrammes.

Il y aurait avantage, soit au début, pour tâter la susceptibilité individuelle, soit même en cours de traitement, de ne prescrire que de petites doses[1],

---

[1] LÉOPOLD LÉVI et H. DE ROTHSCHILD, Les petites doses en

soit 0 gr, 025 milligrammes de poudre totale desséchée correspondant à 0,125 de glande fraîche.

En tout cas, ne jamais maintenir les hautes doses sans *arrêter un jour ou deux la médication*, ou revenir au moins à la dose faible.

4º PRINCIPES ACTIFS. — *Thyroéidine* (Wermerhen).

Dose. — 10 à 30 centigrammes, soit dans une potion gommeuse, soit en poudre, en cachets ou même en pilules. Ne pas faire les préparations longtemps à l'avance.

Thyrénine. — **Dose.** — En pilules ou en comprimés, de 1 à 6 de 0,02 centigrammes, de thyrénine.

Effets. — Réveil des facultés intellectuelles.

Augmentation de la force musculaire, meilleure utilisation des mouvements.

Amélioration du côté de la défécation, de la menstruation, de l'urination.

Disparition des bourrelets myxœdémateux, des œdèmes, perte de poids, parfois jusqu'à 17 kilogrammes.

Croissance.

Pousse des cheveux et leur noircissement, pousse de la queue des sourcils (signe du sourcil).

Rajeunissement [1].

---

thérapeutique thyroïdienne (*Société de thérapeutique*, 9 décembre 1908).

[1] LÉOPOLD LÉVI, Corps thyroïde et sénilité (*Société de médecine de Paris*, 29 mai 1909).

Accidents. — Céphalalgie, anorexie, douleurs dans les membres, parfois symptômes cardiaques, sternalgie, syncope, cyanose, accélération ou ralentissement du pouls, accès convulsifs, surtout avec des doses élevées et répétées, mort par syncope (Ballet et Enriquez, Béclère).

Surveiller le pouls (Béclère), surtout son augmentation de fréquence, plus encore peut-être sa mobilité, son instabilité, sous l'influence du moindre effort. En ce cas, cesser le traitement et prescrire le séjour au lit, au moins le repos à la chambre ; éviter tout effort, tout mouvement capable d'augmenter brusquement le travail du cœur.

Effets cumulatifs.

Le principe toxique paraît représenté par un lipoïde soluble dans l'éther, insoluble dans l'acétone [1].

Indications. — *Myxœdème*, toutes les insuffisances thyroïdiennes soit organiques, soit fonctionnelles.

Goitre kystique ou parenchymateux, *sclérose, sarcome, cancer* du corps thyroïde.

Goitre exophtalmique (Eulenbourg). Voir *Sérum et lait antithyroïdien*. Accidents de la *ménopause* (tachycardie, faiblesses, bouffées de chaleur, etc.). *Obésité* [2].

---

[1] CHAMAGNE, Quelques considérations sur la toxicité des produits employés en opothérapie et en particulier sur la thyroïde (*XVIe Congrès international de médecine*, Buda-Pest, 27 août 1909).

[2] VON KUTSCHERA, Sur l'accroissement de la taille à la suite du traitement thyroïdien dans le crétinisme endémique (*Société uisse de neurologie*, 13-14 mars 1909).

Lupus, eczéma, urticaire, prurits, tuberculose viscérale, lèpre, cancer, ichtyose, sclérodermie pigmentaire, psoriasis, asphyxie locale des extrémités (maladie de Raynaud).

Insuffisance thyroïdienne, hypothyroïdie.

Fausses couches récidivantes (donner le corps thyroïde dès le début de la grossesse), lactation insuffisante, involution utérine affaiblie (Hertoghe [1]).

Rhumatisme articulaire aigu [2], neuro-arthritisme [3], rhumatisme chronique, acromégalie, asthme des foins [4], troubles intestinaux, constipation, diarrhée [5], hémophilie.

Opothérapie parathyroïdienne.

Nature et mode de préparation. — 1° CAPSULES.

2° INJECTIONS HYPODERMIQUES.

Doses. — 1° EN CAPSULES. — 3 à 5 par jour. Prolonger le traitement assez longtemps, six semaines par exemple.

2° EN INJECTIONS HYPODERMIQUES. — 1/2 centimètre cube par jour. Ne pas injecter dans les veines, par crainte de thrombose.

---

[1] HERTOGHE, Nouvelles recherches sur les insuffisances thyroïdiennes (Académie royale de Belgique, 23 mars 1907).

[2] VINCENT, Absence de réaction thyroïdienne dans certains cas de rhumatisme grave. Action bienfaisante de l'opothérapie thyroïdienne (Société médicale des hôpitaux, 26 avril 1907).

[3] LÉOPOLD LÉVI et H. DE ROTHSCHILD, Corps thyroïde et neuro-arthritisme (Société de biologie, 25 mars 1907).

[4] POTTIER, Traitement de l'asthme des foins par la médication thyroïdienne (Société médicale de l'Élysée, 4 mars 1907).

[5] LÉVI et H. DE ROTHSCHILD, Constipation et hypothyroïdie (Société de biologie, 13 avril 1907).

Injections un peu douloureuses.

Résultats. — Diminution de la rigidité, des douleurs et de la salivation.

Tremblement moins intense ou cessé.

Amélioration du manque de repos et de l'insomnie.

Chez les malades de date récente, réaction plus rapide et plus complète (Berkeley [1]).

Indications. — *Paralysie agitante, athrepsie* [2].

OPOTHÉRAPIE ASSOCIÉE [3].

1. *Thyroïdienne et ovarienne.*

Dose. — 0 gr. 20 de poudre totale de thyroïde associée à 0 gr. 40 de poudre totale d'ovaire.

Indications. — *Acromégalie.*

2. *Hypophysaire et ovarienne.*

Indications. — *Myasthénie* bulbaire et autres.

3. *Opothérapie associée anticancéreuse* [4].

Nature du médicament. — Extrait polyorganique de foie, de rate et de pancréas.

Mode d'action. — Pas de guérison des cancéreux

---

[1] M. BERKELEY, L'opothérapie parathyroïdienne contre la paralysie agitante (analyse in *Semaine médicale*, n° 51, 18 décembre 1907).

[2] R. L. THOMPSON, Atrophie des parathyroïdes et lésions des autres glandes dans l'athrepsie (*Amer. Journ. of the Med. Sc.*, octobre 1907).

[3] L. RENON et A.-DELILLE, De l'utilité d'associer les médications opothérapiques (*Société de thérapeutique*, juin 1907). — H. CLAUDE et H. GOUGEROT, Sur l'insuffisance simultanée de plusieurs glandes à sécrétion interne, insuffisance pluriglandulaire (*Société de biologie*, 28 décembre 1907).

[4] BILLARD (Clermont-Ferrand), Opothérapie anticancéreuse (*Centre médical*, 1er avril 1909).

proprement dits, mais amélioration de l'état général de manière à permettre des interventions chirurgicales ou autres.

Effets. — 1º Relèvement du poids et du taux de l'urée chez les malades cachectisés.

2º Parfois amélioration locale.

D'une façon constante, augmentation des forces et presque toujours diminution ou disparition de la douleur.

Indications. — *Cancers* en général.

OPOTHÉRAPIE INDIRECTE [1].

Tandis qu'il agit directement pour remplacer la sécrétion de l'organe dont il est tiré, chaque extrait possède une action indirecte sur d'autres glandes.

Ainsi : L'*extrait ovarien* est *vaso-dilatateur de la thyroïde* (Hallion) et partant un excitant de la fonction thyroïdienne (Renon). L'*extrait hypophysaire* total ou postérieur est *vaso-constricteur* de ce même *corps thyroïde* (Carrion et Hallion) et atténue la fonction.

Ce même extrait *stimule la fonction surrénale* (Renon).

PÉRITONEALE (MÉDICATION) [2].

Principe de la méthode. — La voie péritonéale peut servir en thérapeutique, soit qu'on ne recherche que l'absorption d'un médicament, soit qu'en même

---

[1] Louis Renon et Armand-Delille, L'opothérapie indirecte (*Société de biologie*, 16 février 1909).

[2] Castaigne, Les injections intra-péritonéales en thérapeutique (*Journal des praticiens*, 12 août 1911).

temps, on veuille modifier l'état du péritoine lui-même.

A. *Générale ou absorbante.*

Nature des médicaments. Dose. — On a employé surtout deux médicaments :

1° Strophantine amorphe 1/2 milligramme.
Répéter l'injection les jours suivants et injecter ensuite un milligramme.

2° Adrénaline au millième, 1 centimètre cube ; augmenter petit à petit jusqu'à 5 centimètres cubes ou eau iodée.

Indications. — *Cirrhose avec ascite après la ponction : ascite* par gêne de la circulation hépatique.
Contre-indications. — *Strophantine* : lésion rénale ; *adrénaline* : hypertension artérielle.

B. *Locale ou modificatrice.*

Nature des médicaments. Dose. — Huile camphrée à 1 p. 100, 100 centimètres cubes, ou huile goménolée ou sérum de Marmoreck, dans la péritonite tuberculeuse.

Indications. — *Péritonite suppurée, péritonite tuberculeuse, ascites* d'origines diverses.

Cette nouvelle méthode a été aussi utilisée par les chirurgiens [1].

Après laparotomie par incision le long du muscle droit du côté droit. Eviscération la plus complète possible.

---

[1] Aspinwall, Judd, *New York médical Journal*, 1911, n° 25.

Nettoyage à fond de la masse intestinale recueillie sur des compresses chaudes et humides à l'aide d'une solution d'eau oxygénée à 1/2. Lavage de la cavité péritonéale avec la même solution dans tous ses recoins.

Puis nouvelle toilette avec la solution salée physiologique tiède.

Remise des viscères en place, suture.

Résultats. — 18 guérisons sur 22 cas traités. Les 4 cas négatifs concernaient des sujets dont les poumons étaient atteints.

Indications. — *Péritonite tuberculeuse.*

RACHIDIENNES (MEDICATIONS).

Au lieu d'utiliser la voie buccale, la rectale, la sous-cutanée, l'intramusculaire ou l'intraveineuse, on a recours à l'introduction directe par le rachis, soit en dehors de la cavité par injections épidurales, soit par ponctions ou injections intrarachidiennes.

1º **Médication épidurale.**

Principe de la méthode. — On pense obtenir des résultats analogues en déposant le médicament seulement au-dessus de la dure-mère, en dehors, qu'en l'introduisant dans la cavité arachnoïdienne.

Technique de la ponction du canal sacré. — Instrumentation. — 1º *Aiguille.* — Longueur, 0ᵐ,06 ; Largeur, 7/10ᵉ de millimètre de diamètre ;

Biseau, 3 millimètres (biseau long pour piquer mieux).

2º *Seringue.* — Modèle quelconque, mais parfaitement stérilisable.

Contenance : 5 à 30 ou 40 centimètres cubes, selon les cas, ou bien seringue à double effet (Strauss, de Bremen), qui permet d'injecter sans retirer l'aiguille.

MANUEL OPÉRATOIRE. — 1° *Position du malade.* — Position choisie de sorte que *la membrane obturatrice sacrée postéro-inférieure soit tendue.*

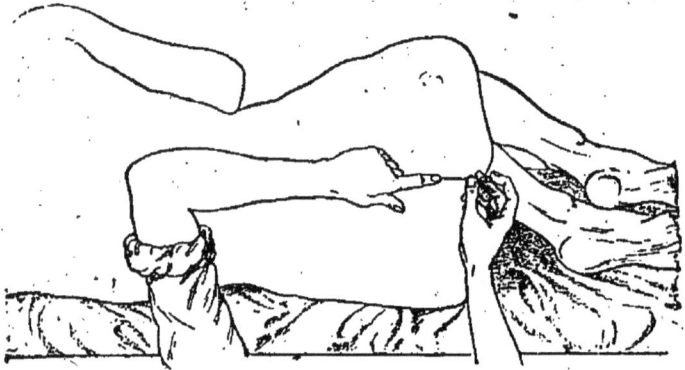

Fig. 6. — Position pour injection épidurale (Cathelin).

Position génu-pectorale, ou position inclinée à 45°, ou seulement *décubitus latéral*, en inclinaison abdominale sur le plan du lit (en chien de fusil) (fig. 5) et du côté douloureux.

2° *Points de repère.* — Au nombre de trois : deux constants : les *cinquièmes tubercules sacrés postéro-internes* (et non les cornes du sacrum) ; un inconstant, *sommet de la dernière apophyse épineuse sacrée*, située entre les deux premiers et au-dessus.

L'ensemble de ces trois points dessine une ligne brisée, ouverte en bas, en forme de Π ou de Λ, triangle qui mesure environ 1 centimètre de lar-

geur sur 2 de hauteur, et qui représente l'*ouverture postéro-inférieure* du canal sacré.

LIEU D'ÉLECTION DE LA PONCTION. — Ni trop
haut, ni trop bas ; mais vers *le sommet du V ou de*

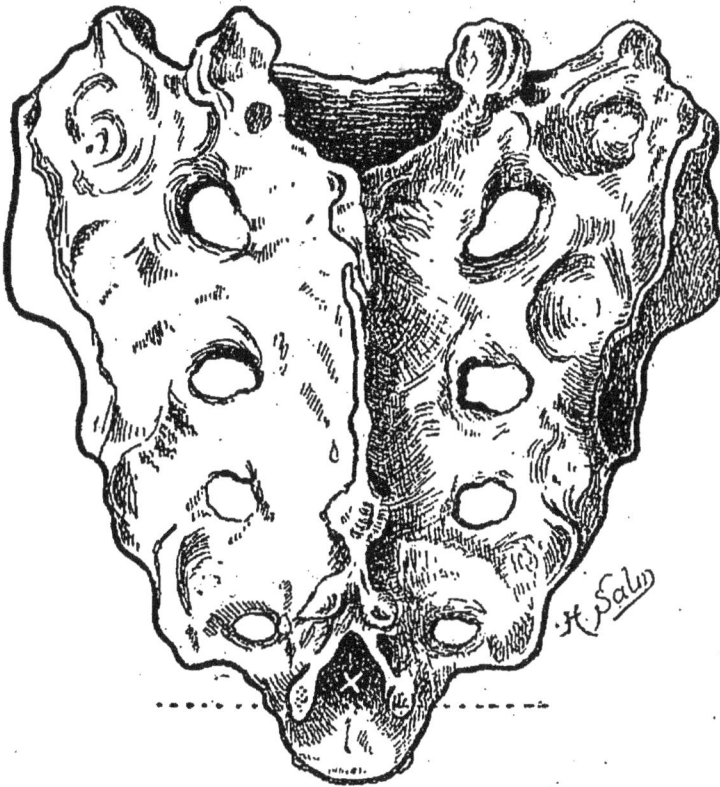

Fig. 7. — Points de repère pour les injections épidurales
(Cathelin).

*l'U sacré, à peu près au milieu et un peu au-dessus
de la ligne qui réunit ce sommet à la ligne transversale
bi-tuberculeuse, reliant les quatre tubercules sacrés
postéro-inférieurs* (fig. 6).

On conduira donc l'aiguille *sous la pulpe de l'index gauche placé au sommet du triangle.*

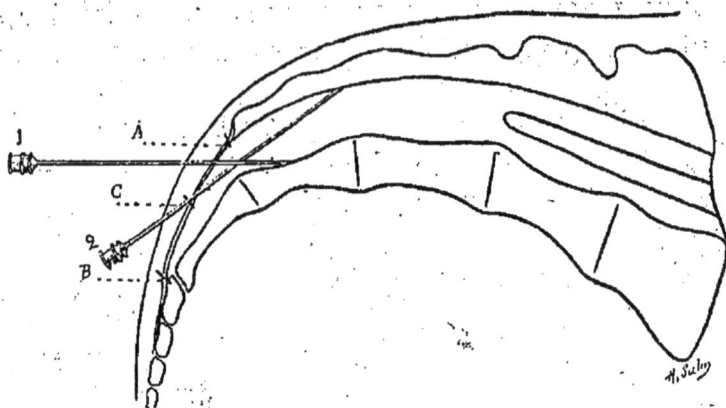

Fig. 8. — Mauvaise direction de l'aiguille (Cathelin).

PONCTION (fig. 7 et 8). — Trois temps :
1er temps : Tenir l'aiguille légèrement oblique à

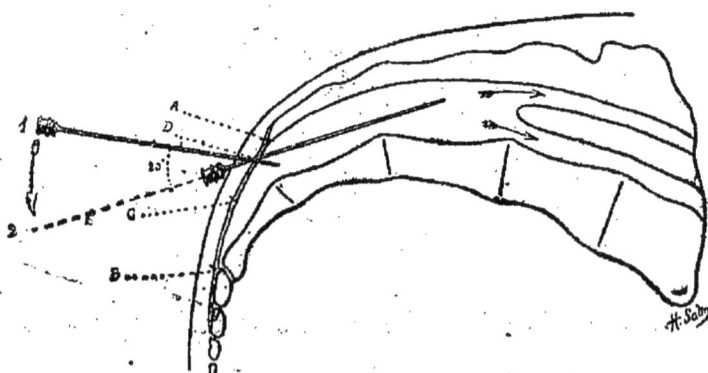

Fig. 9. — Bonne direction de l'aiguille (Cathelin).

20°; perforation du ligament (sensation de membrane perforée tendue comme une peau de tambour).

2e temps : Relever l'aiguille, en abaissant le pavillon dans la région du canal sacré.

3e temps : Pousser droit dans le plan médian, dans la direction du canal sacré, *sans jamais forcer*, toute la longueur de l'aiguille.

Parfois l'aiguille bute à 2 ou 3 centimètres, sur une saillie osseuse de la troisième vertèbre sacrée (fig. 8) ; dans ce cas : retirer l'aiguille de quelques millimètres, appuyer fortement sur elle avec la pulpe de l'index gauche, au niveau du ligament et pousser doucement de l'index droit.

Chez l'enfant, même facilité ; triangle osseux plus haut. Ne pénétrer qu'à 4 centimètres de profondeur seulement ; au besoin, insensibilisation locale par une injection de 1 centigramme de cocaïne (Marqués, de Rennes).

Injection. — L'injection doit se faire lentement.

Solution injectée. — *Anesthésiques* :

N° 1. Chlorhydrate de cocaïne..... .....   1·gramme.
      Eau distillée stérilisée........... 100 grammes.

Solution à employer toujours bien stérile, dans un flacon non en vidange.

La dose est de 1 à 4 centimètres cubes, selon les cas.

N° 2. Huile cocaïnée (Brissaud).

N° 3. Gaïacol cristallisé................. 6 grammes.
      Orthoforme 0gr,50
      Acide benzoïque..................... 8gr,365
      Huile d'amandes douces stérilisée à
        120°.................. Q. S. pour 60 cent. cubes
                      (Colleville, de Reims).

Au besoin :

Chloral...............................	2 p. 00
Bromure............................	4 —
Eucaïne (Legueu).....................	1 —
Antipyrine (Albarran).................	5 —
Alcool camphré.......................	en nature
Aconitine...........................	0,1 p. 100
Sulfate d'atropine....................	1 —
Acoïne.............................	1 —
Dionine............................	2 —

Autres médicaments. — Sels de mercure, cyanure, benzoate.

Solution saline. — Sérum artificiel ou solution de chlorure de sodium à 7 gr. 50 pour 1 000.

Dose. — De 5 à 30 centimètres cubes, selon les cas.

Mode d'action. — Avec le sérum, surtout *action mécanique*, par le choc produit sur les dernières racines médullaires avec répercussion sur les centres médullaires correspondants : ano-spinal, vésico-spinal, génito-spinal, d'où *inhibition*.

Avec les substances médicamenteuses, en plus *action propre au médicament*, dont l'injection dans l'espace épidural favorise l'absorption.

Indications. — 1° *Crises douloureuses*, avec l'emploi d'analgésiques, cocaïne ou autres : *sciatique, névralgies lombaires, lumbago, arthralgies inflammatoires* ou *tabétiques, névralgie intercostale, zona, viscéralgies abdominales simples* ou *tabétiques, colique saturnine céphalée syphilitique.*

Affections douloureuses des organes génito-urinaires : cystites blennorragiques, tuberculeuses, urétrites, carcinomes prostatiques et *pelviens.*

2° *Parésies génito-urinaires*, avec l'emploi de solution saline seule ; *incontinence d'urine*, incontinence nocturne infantile, incontinence nocturne et diurne infantile, incontinence par obstacle mécanique; fausses incontinences d'urine : *polliakiurie* psychopathique et envies impérieuses, *pollutions nocturnes*, *impuissance*, chez les *faux urinaires*.

3° *Mal de Pott* (Mauclaire), injections d'huile iodoformée.

4° *Myélite syphilitique* (Cathelin ; Schachmann, de Bucarest).

2° Rachicentèse ou ponction lombaire.

Principe de la méthode. — Ici on pénètre dans la cavité rachidienne même; on ne reste pas en dehors, comme dans l'injection épidurale, mais on n'injecte aucun liquide, ou, du moins, on peut arrêter là l'intervention thérapeutique.

On a pour but de retirer une certaine quantité de liquide céphalo-rachidien dans une idée de traitement.

Mode d'administration, technique. — 1° *Asepsie* de la peau de la région, savonnage, lavage à l'eau et à l'éther ou à l'alcool.

2° *Anesthésie locale* au chlorure d'éthyle. Faire deux applications successives, laisser la peau revenir normale.

3° *Instrumentation.* — Aiguille stérilisée à mandrin de 7 à 8 centimètres de longueur, en platine iridié, à biseau court et très piquant, de 1 millimètre de diamètre extérieur ou de préférence de 8 à

9 dixièmes de millimètre seulement pour réduire la piqûre (Minet et Levaix).

Comme mandrin, un simple fil d'argent, fort, qu'on ne fait pas dépasser le biseau.

Avant toute ponction lombaire, *laisser les malades au lit durant vingt-quatre heures* (Minet et Levaix).

Manuel opératoire. — *Position*. — Sujet assis, le dos courbé, immobile, ou décubitus latéral, tête non soulevée, souvent de préférence (Minet et Levaix).

Lieu d'élection. — Point *immédiatement au-dessus et un peu en dehors du bord supérieur de l'apophyse épineuse de la 4e vertèbre lombaire*.

On peut aussi, comme Chipault, opérer la ponction lombo-sacrée entre la 5e lombaire et la 1re sacrée.

1° Chercher avec le doigt le petit tubercule situé à la partie supérieure de la pointe de cette apophyse.

Une ligne transversale, tangente aux sommets des crêtes iliaques, coupe l'apophyse de la 4e vertèbre lombaire.

Avec l'index gauche, suivre la crête de cette apophyse jusqu'à son angle inférieur ; l'espace intervertébral entre la 4e et la 5e lombaire se trouve immédiatement au-dessous.

2° Se placer à gauche du sujet, en laissant l'index gauche en place. De la main droite, saisir l'aiguille comme une plume à écrire ; commander au malade de ne pas se redresser. Glisser l'aiguille le long du bord du doigt, c'est-à-dire à 1/2 ou à 1 centimètre de la ligne médiane, perpendiculairement à la peau.

3° Premier point d'arrêt au milieu du ligament jaune, enfoncer alors de 2 à 3 millimètres.

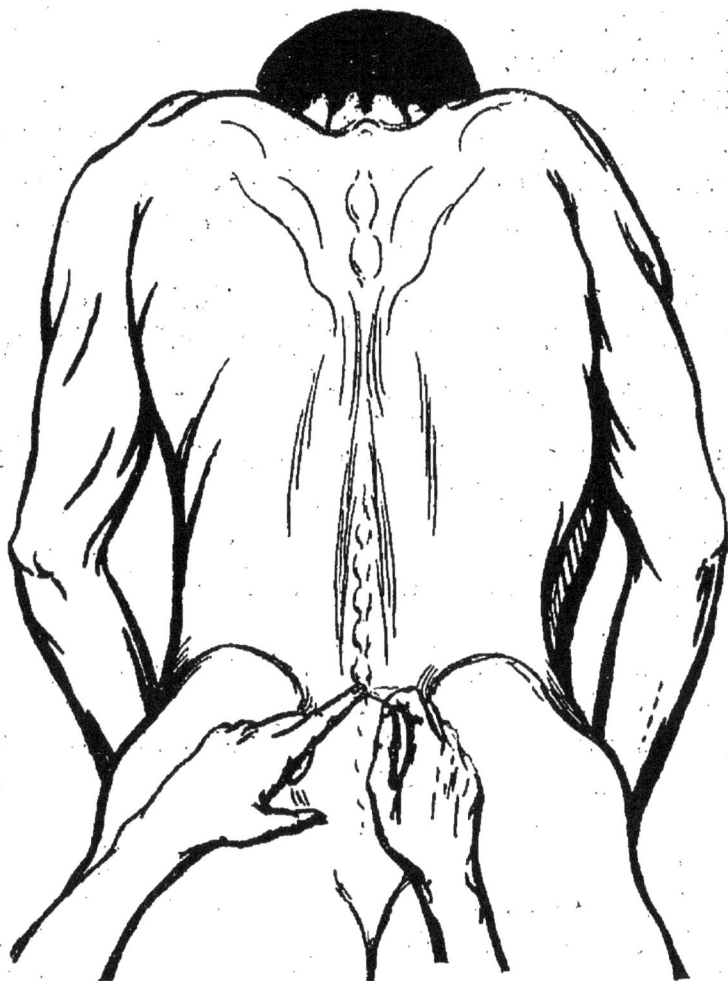

Fig. 10. — Ponction lombaire.

Chez un sujet adulte maigre, la profondeur totale mesure 5 centimètres et demi (Waquet [1]).

[1] WAQUET (de Lorient), La ponction lombaire (*Journal des praticiens*, 17 avril 1909).

4° Retirer le mandrin. Il doit couler du liquide ; sinon, réintroduire le mandrin, mais *ne pas pousser davantage*.

Ne pas aspirer.

5° Laisser couler la quantité voulue.

Après toute ponction lombaire, *laisser les malades au lit, dans le décubitus dorsal, la tête également non surélevée, pendant quarante-huit heures* (Minet et Levaix).

Doses. — Retirer quelques centimètres cubes, 4 à 5 et jusqu'à 15, même 100 grammes. Répéter au besoin tous les trois jours, tous les jours, même quantité.

4 à 8 centimètres cubes seulement, par crainte d'accidents (Minet et Levaix).

Résultats. — A la suite de la ponction lombaire, on constate la diminution ou la disparition des symptômes douloureux, céphalée, ou des autres symptômes encéphalo-médullaires, vertiges, spasmes, signe de Kernig, coma.

Du côté du liquide céphalo-rachidien, on assiste à des modifications profondes : 1° la tension intra-rachidienne, lorsque la maladie doit s'acheminer vers la guérison, diminue plus ou moins de ponction à ponction ; s'échappant en jet au début, elle en vient à ne plus couler que goutte à goutte, indice que sa production exagérée s'est enrayée.

2° La nature même de ce liquide céphalo-rachidien, dans les cas de méningites, en particulier, change de ponction en ponction. Quelquefois plus ou moins franchement purulent au début, chargé de polynucléaires, le liquide s'éclaircit, cesse d'être albumineux, et les polynucléaires se raréfient jusqu'à disparaître. Le nombre des méningocoques diminue, puis tout microorganisme disparaît.

On a observé de la congestion méningée intense prédominant à la région de l'injection et irradiant en s'atténuant vers la région cervicale. Infiltration lympho-polynucléaire surtout au niveau des vaisseaux spinaux postérieurs.

La ponction lombaire fait à la fois office d'agent de traitement et de signe pronostique.

Indications. — *Ataxie, céphalée syphilitique, méningites*, ponctions répétées associées aux bains chauds, aux injections de sérum (A. Netter), *myélite, paralysie agitante, sciatique, vertige auriculaire* (Babinski), *tétanie, éclampsie* (Audebert et Fournier[1]), *coqueluche*, dans les accès éclamptiques (Bartolotti, Eckert[2]) qui résultent d'œdème cérébral, retirer 5 à 15 centimètres cubes selon l'âge, suivie d'affusions froides pour sortir l'enfant de son état comateux.

Amaurose[3] et tous les symptômes d'hypertension du liquide céphalo-rachidien.

---

[1] AUDEBERT et FOURNIER, Traitement des convulsions éclamptiques par la ponction lombaire (*Société d'obstétrique, de gynécologie et de pédiatrie*, 15 avril 1907).

SICARD et SALIN, Histologie des méningites aseptiques provoquées par les injections sous-arachnoïdiennes lombaires chez l'homme (*Société de neurologie*, 30 juin 1910).

[2] ECKERT, La ponction lombaire contre l'éclampsie dans la coqueluche (*Münchner med. Wochenschrift*, 3 août 1909).

[3] F. WIDAL, E. JOLTRAIN et A. WEIL, Amaurose subite au cours d'une fièvre typhoïde. OEdème de la papille. Hypertension du

Psychoses organiques ou fonctionnelles[1].

Contre-indication. — *Tumeur cérébrale.*

1º Chez tout malade soupçonné de néoplasie cérébrale, chez lequel les troubles fonctionnels, céphalée, nausées, vertiges, s'exagèrent notablement par le décubitus horizontal (Sicard).

2º Chez tout malade soupçonné de néoplasie cérébrale, chez lequel les troubles fonctionnels ne sont pas trop accentués, ou cèdent à une thérapeutique palliative. Ne pratiquer la ponction que dans les cas où ces troubles, ne cédant à aucun traitement symptomatique, rendent véritablement intolérable la vie du malade.

Au cas de néoplasie cérébrale avérée, ces principes seront encore plus strictement appliqués :

1º Avant la ponction, repos horizontal au lit, la tête non surélevée, pendant quarante-huit heures.

2º Ne ponctionner qu'en décubitus latéral, la tête légèrement abaissée, dans une sorte de position à la Trendelenburg, que l'on obtient facilement à l'aide de supports glissés sous les pieds antérieurs du lit.

3º Après la ponction, garder cette position, avec tête légèrement plus basse, durant douze ou vingt-quatre heures ; puis, repos horizontal absolu,

---

liquide céphalo-rachidien. Guérison rapide après ponction lombaire (*Société médicale des hôpitaux*, juillet 1909).

[1] ROUBINOWITCH et PAILLARD, Influence de la ponction lombaire sur la tension artérielle et la fréquence du pouls dans les diverses psychoses organiques ou fonctionnelles (*Société de biologie*, 19 février 1910).

toujours au lit, durant quarante-huit heures, la tête non surélevée (J. Minet et F. Levaix [1]).

3° Ponction sphénoïdale.

Au lieu de ponctionner à la région sacrée, tout en bas, on a proposé [2] de faire l'opération tout en haut, au crâne, à la fente sphénoïdale (fig. 10).

Cette méthode :

1° Permet d'agir directement sur les méninges de la base ;

2° Facilite l'action combinée sur la masse du liquide céphalo-rachidien en association avec la ponction lombaire.

Technique. — POINT D'ÉLECTION. — Extrémité effilée de la fente sphénoïdale dans sa partie la plus externe (fig. 10).

INSTRUMENT. — Canule ordinaire, avec trocart mousse.

OPÉRATION. — *1er temps.* — Ponctionner la peau avec le trocart effilé le long de l'arcade sourcilière, en un point situé à *quelques millimètres en dehors de l'encoche sus-orbitaire*, à 1 centimètre au-dessus de la saillie externe de l'apophyse montante de l'os malaire.

2e temps. — Remplacer le trocart effilé par le mousse, enfoncer vers le haut en sentant de temps en temps le contact de l'os.

---

[1] JEAN MINET et F. LEVAIX, La mort suite de ponction lombaire (*Écho médical du Nord*, 1909).

[2] BÉRIEL, La ponction des espaces sous-arachnoïdiens céré-braux par la fente sphénoïdale (*Lyon chirurgical*, 1er août 1909).

Au niveau de la fente sphénoïdale, s'assurer

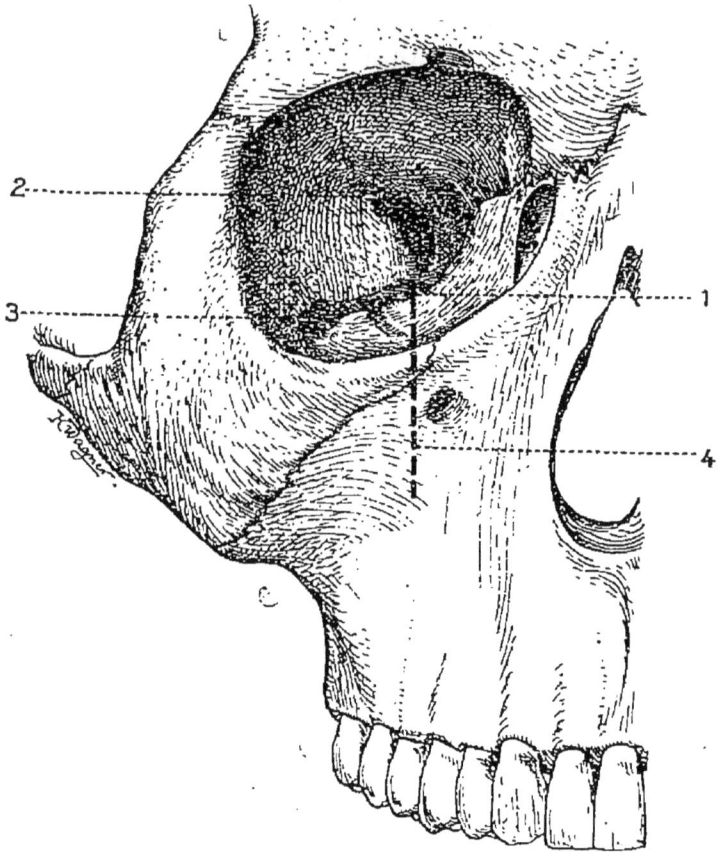

Fig. 11. — Région orbitaire.

1, trou grand rond; 2, fente sphénoïdale; 3, fente sphéno-maxillaire; 4, projection sur le plan de la figure de la fente ptérygo-maxillaire invisible.

qu'on est bien à la partie la plus externe, et pour cela porter le trocart en dehors.

3º Enfoncer de quelques millimètres. On sent la

résistance de la membrane fibreuse. Le liquide coule dès qu'on retire le trocart.

4° Après ponction, retirer rapidement la canule.

Accidents.—Blessure des rameaux nerveux frontal ou lacrymal, du toit de l'orbite, ouverture du sinus veineux sphénoïdal, hémorragie orbitaire.

Indications spéciales. — *Méningites, hydrocéphalie.*

4° Drainage.

Principe de la méthode. — De même qu'après incision et section des ligaments jaunes, de la dure-mère, ouverture de la cavité sous-arachnoïdienne (méningotomie), on a parfois placé un drain[1], on peut faire une ponction en laissant à demeure une canule[2].

Instrumentation et technique. — A. Pièces de ponction. — Canule lombaire de 7 centimètres et demi pour les enfants et de 12 centimètres et demi pour les adultes, munie d'un introducteur se vissant sur un manche-étui.

B. Pièces de fixation. — 1° Plaque de fixation avec deux œillets latéraux, et portant au centre une ouverture avec pas de vis qui laisse passer la canule.

2° Un écrou de serrage fixe la canule sur la plaque.

---

[1] Wicart, Le drainage lombaire du liquide céphalo-rachidien en état d'infection (*Le Médecin praticien*, t. V, n° 28, 13 juillet 1909, p. 487).

[2] G. Lefilatre et G. Rosenthal, Le drainage lombaire du liquide céphalo-rachidien. Sa technique (*Société de l'internat des hôpitaux de Paris*, 23 avril 1909). — Indications générales (*Société de médecine de Paris*, 11 juin 1909. *Bulletin* du 26 juin 1909).

3º Un obturateur métallique permet de fermer l'ouverture de la canule sur une pastille de caoutchouc.

S'il y a indication d'un écoulement continu, on met un pansement sous l'obturateur et le liquide s'y épanche.

Indications. — Tous les cas d'*hypertension rachidienne* nécessitant des ponctions répétées : *tumeurs cérébrales, hydrocéphalie, insolation, suppuration intrarachidienne, méningites pneumococciques.*

5º Injection intrarachidienne.

Principe de la méthode. — Au lieu de s'en tenir à la ponction lombaire et à l'évacuation d'une certaine quantité de liquide céphalo-rachidien, on introduit directement dans la cavité rachidienne des médicaments capables d'agir localement sur les méninges.

Nature des médicaments. — Jusqu'ici on n'a guère utilisé que l'iodure, le collargol et le sérum antiméningococcique.

Indications.—*Méningites* [Voy. *Collargol* et *Sérum. antiméningococcique*; *Colloïdale (Médication)*].

RADIOACTIVE (MÉDICATION), RADIUMTHE-RAPIE [1].

Le Radium, découvert par M. et Mme Curie, a

---

[1] L. Wickham et Degrais, Radiumthérapie, instrumentation, technique. Traitement des cancers, chéloïdes, nævi, lupus, eczémas, applications gynécologiques. Préface du professeur A. Fournier, Paris, 2ᵉ édition, 1911 (J.-B. Baillière et fils).

d'abord été expérimenté dans les cas où les rayons Roentgen avaient déjà été employés avec ou sans succès.

On utilise les propriétés physiques de son *rayonnement* et on l'emploie aussi en *pharmacologie*.

1° En applications externes. — Rayonnement.

Principe de la méthode. — Les corps possesseurs de radioactivité, sels d'uranium, de pollonium et d'actinium et principalement sels de radium, peuvent déterminer des réactions cutanées, érythèmes, phlyctènes et même des plaies et ulcérations diverses assez analogues aux effets des rayons X.

De là l'idée d'utiliser la radioactivité en thérapeutique, les sels de radium représentant « l'édition de poche de l'ampoule de Röntgen » (H. Lebon). Le prix très élevé, 400 francs le milligramme, du bromure de radium, restreint jusqu'ici l'extension de la méthode.

Les corps radioactifs émettent des radiations douées de propriétés particulières, et que, pour cette raison, on désigne depuis Rutherford par les lettres α, β, γ.

On peut séparer ces radiations par l'action du champ magnétique[1].

Mode d'action. — Sous l'influence du radium, les cellules reprennent leur état embryonnaire (Dominici), sans altération inflammatoire. Il y a aussi obturation vasculaire.

---

[1] Pour le détail, voy. H. Lebon, Traitement des épithéliomes cutanés par les méthodes nouvelles (*Annales de thérapeutique dermatologique et syphiligraphique et de prophylaxie vénérienne*, nᵒ 21, t. VII, 5 novembre 1907).

Ce processus peut expliquer la régression des tissus de néoformation épithéliaux ou vasculaires.

Nature de l'agent médicamenteux et mode d'administration. — Le traitement consiste en application de sels de radium contenus dans des *boîtes métalliques à écran* (Armet de Lisle), de *sels collés* sur une plaque métallique au moyen d'un vernis (Danne), de *toiles imprégnées* de sels radifères à forte activité, de simples tissus dans lesquels le radium est fixé (Jaboin), ou encore de *tubes* métalliques renfermant ce radium (Dominici).

Ces divers dispositifs constituent des appareils qui sont définis en *surface,* en *poids* et en *activité.* Un appareil d'activité 100.000, par exemple, est celui dans lequel chaque *centimètre carré* contient 1 *centigramme* de sel de radium d'*activité* 100000. L'activité est donnée par rapport à celle de l'uranium métallique pris pour unité, si bien que le bromure de radium pur a pour activité 2 millions. Les tubes sont définis par le poids et l'activité des sels radifères employés. Mais il convient encore de mesurer le rendement des appareils en différents rayons.

Dominici emploie les rayons γ et quelques β particulièrement *durs* dans la méthode qu'il a dénommée celle des rayons *ultra-pénétrants.* Wickham a recours aussi à différents *filtrages* et également à la méthode dite des *feux croisés* dans laquelle il peut agir en profondeur sans altérer la surface avec de fortes intensités radioactives. Les tubes se placent dans l'intérieur des cavités ou tumeurs.

Des trois sortes de rayons α, β, γ, les premiers sont peu pénétrants ; les β le sont davantage et les γ le sont beaucoup.

On intercepte ces rayons par des écrans métalliques plus ou moins épais. Les rayons α se laissent arrêter par une feuille mince d'aluminium, alors que les γ peuvent traverser jusqu'à 7 centimètres de plomb.

On peut ainsi laisser agir les rayons radifères susceptibles de pénétration, sans redouter des accidents dans les couches superficielles de la peau.

L'irradiation peut durer deux à trois heures sans inconvénient avec les appareils ordinaires.

Le tissu malade absorbe les radiations dans la proportion de 66 p. 100, au lieu de 31,47 p. 100 dans les régions normales.

Plus la lésion à atteindre est profonde, plus le filtre doit être fort.

Résultats. — Par la méthode des sels collés, apparaît au bout d'un temps variant de quelques minutes à plusieurs heures, suivant la force de l'appareil, un érythème, puis quelques jours après, une érosion qui se revêt d'une croûte.

En général, du 15e au 30e jour, la croûte tombe. Puis la réparation donne lieu à un tissu lisse, souple, uni, ne différant de la peau normale que par le manque de granité et une coloration plus claire, plus blanche.

Ces résultats varient avec l'intensité de la source radifère et le temps d'application, ce qui permet de doser en quelque sorte l'action thérapeutique.

Point important en pratique : les applications

radiumthérapiques se passent sans douleur. Cette propriété permet de pouvoir faire le traitement pendant la nuit, ce qui en facilite l'emploi chez les jeunes enfants. On peut aussi, grâce à cette absence de douleur, traiter de larges surfaces à la fois.

Indications. — *Acné* [1], *épithéliomas* cutanés (Danlos), *cicatrices* [2], *kéloïdes* diverses, *nævi* vasculaires, *eczémas* rebelles, *prurigo*, *névrodermites*, *psoriasis*, *cancers profonds* [3].

2° A l'intérieur ; pharmacologie.

Principe. — Le radium a été introduit par Jaboin dans la pharmacologie [4].

Les *médicaments radioactivés* sont ceux qui sont chargés d'émanation de radium sans contenir le corps lui-même. Ils perdent rapidement leurs propriétés et ne sont pas d'emploi pratique, à part de rares exceptions.

Les *médicaments radifères* contiennent réellement du radium que Jaboin dose en poids, en microgrammes de sel pur (millième du milligramme). La nécessité de ce dosage exige en effet qu'il soit donné en poids de sel pur.

---

[1] BARCAT, La radiumthérapie de l'acné sébacée concrète ou kératome sénile (*Presse médicale*, 21 août 1909).

[2] WICKHAM et DEGRAIS, Traitement des nævi vasculaires par le radium (*Académie de médecine*, 8 octobre 1907).

[3] GUISEZ, Radiumthérapie du cancer de l'œsophage (*Société médicale des hôpitaux*, 2 avril 1909). — DOMINICI, Du traitement des cancers profonds inopérables par le rayonnement ultra-pénétrant du radium (*Académie de médecine*, 15 juin 1909).

[4] JABOIN, Pharmacologie du Radium. (*Soc. médico-chirurgicale*, novembre 1906. *Bulletin des docteurs en pharmacie*, octobre 1906).

Les médicaments radifères jouissent des propriétés des substances radioactives.

Mode d'action. — Il se produit des améliorations et parfois des régressions de certaines tumeurs, une *action analgésique* très nette, un *abaissement notable*, au moins temporaire, de la *température*, la *stimulation de l'hématopoïèse* sans occasionner de pléthore, la *stimulation du système nerveux* et le *relèvement de l'état général* (Dominici [1], Chevrier) [2].

Les nombreuses expériences faites ont démontré l'innocuité absolue de l'absorption du Radium aux doses médicamenteuses (Dominici, Wickham et Degrais [3], Jaboin, Renon, Chevrier).

Il s'élimine très facilement et sans inconvénient (Jaboin et Beaudoin) [4]. Pour éviter une élimination trop rapide, on est souvent obligé de le fixer dans l'organisme où il peut séjourner très longtemps sans inconvénient (Dominici, Prof. Petit, d'Alfort, Jaboin [5], Faure-Beaulieu).

En résumé, on peut dire que le radium à petites doses produit des effets excitants, tandis qu'à hautes doses il a des effets sidérants et nécrosants, ce qui est la vérification d'une loi de pathologie générale applicable à la plupart des agents physiques et des médicaments (Chevrier).

---

[1] Dominici, *Presse médicale*, 16 mars 1910.
[2] Chevrier, *Presse médicale*, 18 décembre 1909. *Tribune médicale*, 19 mars 1910. *Progrès médical* 2 avril 1910.
[3] Wickham et Degrais, *Soc. de dermatologie*, 8 novembre 1906.
[4] Jaboin et Beaudoin, *Soc. de pharmacie de Paris*, 29 juillet 1903.
[5] Dominici, Petit et Jaboin, *Académie des sciences*, 7 mars 1910.

Nature de l'agent médicamenteux et mode d'administration. — Les médicaments radifères se divisent en deux catégories :

1° Ceux dans lesquels le radium agit exclusivement par son rayonnement et son émanation, comme dans les injections à doses massives, les pommades, etc., dans l'ionisation ;

2° Ceux dans lesquels le radium agit pour communiquer les propriétés radioactives à d'autres produits médicamenteux, tels sont la quinine radifère, les poudres radifères, les ferments de la digestion, etc.

Jaboin obtient les injections de *Radium insoluble* par précipitation dissoute dans un soluté isotonique ; elles ne sont pas acides ; par suite, l'injection n'est pas douloureuse. Les particules du radium sont très fines, et l'on n'a jamais à craindre d'*embolies*.

Ces injections sont pratiquées : pour les *tumeurs* et les *lésions imflammatoires*, dans les *interstices des tissus* de la région malade ; pour la *méningite tuberculeuse*, dans le *canal rachidien* ; pour la *tuberculose pulmonaire* et les *états infectieux généraux*, en *injections intraveineuses* dans le *système nerveux*, ou tout simplement en *injections hypodermiques simples*.

L'association du radium aux médicaments divers ayant pour but d'augmenter leur efficacité, ces médicaments s'administrent comme leurs analogues non radioactifs.

Résultats et Indications. — Les injections de sulfate de radium augmentent le nombre de globules rouges, aident à la résistance de l'organisme et facilitent les décharges uriques. Elles sont indiquées dans l'anémie (1, 5, 10 et 20 microgrammes). Elles rendent des services dans les rhumatismes blennorragiques et l'arthrite, et activent la cicatrisation des plaies (Chevrier) [1].

Dans certaines maladies infectieuses comme les pneumonies, bronchopneumonies, endocardites, fièvres typhoïdes, septicémies diverses (5, 10 à 20 microgrammes) Renon et Marre [2]. Comme analgésique, elles font disparaître et atténuent les douleurs, par exemple dans les tumeurs, névralgies et rhumatismes (5, 10 à 20 microgrammes) (Dominici).

Le radium a été introduit dans l'organisme par l'ionisation (Haret, Danne et Jaboin) [3], à la dose de 10 microgrammes dans une solution susceptible d'imbiber l'électrode positive. Haret a démontré qu'on obtient une action sédative manifeste sur certaines tumeurs.

Les ferments digestifs voient augmenter leur action sous l'influence d'une faible quantité de radium (1 dixième de microgramme).

La quinine radifère, expérimentée en particulier à Madagascar, a vu ses propriétés très augmentées (Le Pileur, prof. Rigaud).

---

[1] CHEVRIER, *Gazette des hôpitaux*, 17 et 19 mai 1910.
[2] RENON et MARRE, *Journal des praticiens*, 2 avril 1910.
[3] HARET, DANNE et JABOIN, *Académie des sciences*. 20 mars 1911.
Rapport du Dr BÉCLÈRE, *Académie de médecine*, 16 mai 1911.

L'eau radifère aurait une propriété bactéricide, ce qui explique l'addition du radium à certains antiseptiques.

BOUES RADIFÈRES.

On a utilisé aussi des *boues radioactives* [1] extraites des minerais non siliceux d'urane. Elles ont l'aspect d'une pâte rouge brun et contiennent avec du fer et de l'alumine des traces infimes de radium, de pollonium et même d'actinium, avec radiations en majorité de la variété α.

Mode d'emploi. — Étendre avec une spatule une couche sur les parties douloureuses, recouvrir d'une compresse, de taffetas gommé et d'ouate.

Retenir par une bande de gaze.

Renouveler toutes les vingt-quatre heures.

Quelquefois érythème consécutif. Poudrez alors à l'amidon, à l'oxyde de zinc, au talc.

Indications. — *Rhumatisme blennorragique.*

RADIOTHÉRAPIE.

Principe de la méthode. — Application thérapeutique des propriétés des rayons X[2], c'est-à-dire de la nature des rayons ultra-violets.

Nature de l'agent thérapeutique. — Les rayons X[3].

---

[1] Chevrier, Traitement du rhumatisme blennorragique par les injections intraarticulaires ou périarticulaires de sels insolubles de radium (*Gazette des hôpitaux*, 17 et 19 mars 1910).

[2] Wetterer, *Archives d'électricité médicale de Bordeaux*, 1907.

[3] Voir : L. Regnier, Radiographie et radioscopie organiques.

Mode d'administration, technique. — Appareil de radiographie et de radioscopie avec la précaution : 1° pour supprimer le champ magnétique, de garnir l'ampoule d'un anneau d'aluminium, relié au sol par un fil ou une chaîne aboutissant à un poids de métal ; 2° pour avoir le rayon parallèle, d'interposer un écran de plomb percé d'un trou suffisant.

Pour doser la quantité des rayons, interposer un quantitomètre.

Tube de 25 centimètres, à 10 centimètres de la région malade.

Séance de cinq minutes, puis quinze minutes, jusqu'à une demi-heure.

Faire une quinzaine à une vingtaine de séances, jusqu'à la production de dermatite ; sinon, arrêter, puis reprendre.

Mode d'action. — Action intime sur les tissus, sur la peau, accumulation de pigment dans les couches superficielles du chorion, tuméfaction des fibres collagènes avec dégénérescence basophile.

Action dépilante très énergique, précédée d'albinisme.

Action analgésiante.

Actions locales sur les organes génitaux :

Testicule : Disparition de la glande à sécrétion externe (glande séminale).

Conservation de la glande à sécrétion interne (glande interstitielle).

— Radiothérapie et photothérapie (*Les Actualités médicales*). — KOCHER, Précis de radiologie médicale.

Ovaire : Disparition de la glande à sécrétion externe (glande sexuelle).

Disparition de la glande à sécrétion interne (corps jaune).

Répercussion fonctionnelle :

Testicule : Perte du pouvoir fécondant.

Conservation de l'activité génitale et des caractères sexuels.

Ovaire : Perte de la fécondité.

Apparition de tous les signes qui suivent la castration [1].

Effets. — Dermatite, suivie de modifications curatives.

Accidents. — L'application thérapeutique des rayons X peut comporter des accidents.

En premier lieu, on observe des dermites profondes, pouvant entraîner des sphacèles, se séparant difficilement et pouvant exceptionnellement entraîner la mort.

Lors d'applications sur la tête contre la teigne, on peut voir naître des cicatrices parfois durables ; mais la production de cicatrices ne doit pas se confondre avec la simple dépilation avec érythème plus ou moins intense qu'on peut observer [2] à la suite de l'application des rayons X sur le cuir chevelu des peladiques.

---

[1] P. ANCEL et P. BOUIN, Rayons X et glandes génitales (*Presse médicale*, 10 avril 1907, n° 29, p. 228).

[2] HALLOPEAU et LASNIER, Conséquences fâcheuses de la radiothérapie chez un enfant atteint de teigne (*Société de dermatologie et de syphiligraphie*, 8 avril 1907).

Résultats. — Dans le lupus, sur 15 cas de lupus vulgaire, 12 guérisons, 2 insuccès, 1 récidive[1].

Indications. — 1° *Action modificatrice sur les tissus :* Dermatoses, *Lupus* (Schiff et Freund) *sycosis, favus, teignes trichophytiques* (Sabouraud), *pelade, onychomycoses* (Pellizzari), *hypertrichose, eczéma* (F. Holland), *cancer* de l'estomac [Lemoine et Doumer (de Lille)], *cancroïdes, éléphantiasis* (Sorel), *tuberculoses, rhumatismes, arthrites suppurées.*

2° *Action générale sur la nutrition :* diabète, leucémie, splénomégalie[2].

3° *Action analgésiante :* dysphagie de la laryngite tuberculeuse[3].

RECALCIFIANTE (MÉDICATION)[4].

Principe de la méthode. — Il y aurait peu de

---

[1] E. BENDER, Zur Röntgentherapie der Alopecia areata (*Dermatologische Zeitschrift*, t. XIII, p. 173, 1907).

[2] BÉCLÈRE, Action des rayons Röntgen chez un diabétique atteint de leucémie lymphatique à type splénique pur (*Société méd. des hôp.*, 18 février 1910).

[3] GASTON POYET, Dysphagie et rayons X. (*Société de laryngologie, d'otologie et de rhinologie de Paris*, 12 février 1910).

[4] P. FERRIER, La guérison de la tuberculose basée sur l'étude des cas de guérison spontanée, Paris, 1906, et *Société de médecine de Paris*, 28 mai 1909. — L. RENON, Le traitement de la tuberculose par la recalcification suivant la méthode de M. Ferrier (*Société d'études scientifiques sur la tuberculose, Bulletin médical*, n° 83, 20 octobre 1906, p. 924). — M. LETULLE, Le tuberculeux et la méthode recalcifiante de P. Ferrier (*Presse médicale*, 24 mars 1909). — ALB. ROBIN, La déminéralisation organique considérée comme une expression du terrain tuberculisé et probablement aussi du terrain tuberculisable (*Rapport à la Société d'études scientifiques sur la tuberculose*, 11 juin 1909).

11.

tuberculeux dans les pays à eau calcaire[1] Donc recalcifier l'organisme.

L'auteur, le Dr P. Ferrier, part de la constatation de l'état des dents et du squelette. Les sujets décalcifiés surnagent facilement dans l'eau.

D'un autre côté, la décalcification se montre facteur d'introduction d'acides dans l'organisme, acides minéraux, comme acide sulfurique, acide chlorhydrique, acide phosphorique, qui solubilisent les phosphates. Mêmes effets par les acides organiques, citrique, malique, tartrique, lactique, etc., contenus dans les fruits acides, citrons, oranges, dans les boissons acides, cidre, etc. Les sels acides réagissent de même. Enfin les fermentations digestives développent une série d'acides : acides acétique, lactique, butyrique.

Nature des médicaments, mode d'administration. — La méthode mise en œuvre pour la recalcification de l'organisme par le Dr P. Ferrier vise à la fois l'élimination des agents de décalcification et la recalcification par l'absorption avec fixation des sels calcaires.

Pour atteindre ce but, on fait les prescriptions suivantes :

1° Évacuation et neutralisation du contenu stomacal, une demi-heure avant chaque repas, simplement par la prise d'un verre d'eau à composi-

---

[1] LECREUX, La présence ou l'absence de sels de chaux dans le sol aurait-elle une influence sur le développement de la tuberculose ? (*Journal des praticiens*, 17 juillet 1909).

tion plus ou moins calcaire, qu'on choisira parmi les *eaux bicarbonatées calcaires fortes.*

Parmi celles employées par Ferrier, citons l'eau de Saint-Galmier, l'eau de Pougues ; on peut y joindre, comme plus chargées encore en sels de chaux, Pestrin (Ardèche), Contrexéville, Vittel et surtout Saint-Nectaire.

2° Donner, au milieu ou à la fin du repas, un des cachets suivants :

> Carbonate de chaux............ } āā 40 centigr.
> Phosphate tribasique de chaux. }
> Chlorure de sodium..........   35   —

ou bien :

> Carbonate de chaux............ } āā 5o centigr.
> Phosphate tricalcique.......... }
> Magnésie calcinée............. } āā 3o   —
> Chlorure de sodium........... }
> (Sergent.)

Pour un cachet.

Deux ou trois cachets, aux repas.

Ou prendre, par jour, trois paquets composés comme suit (par paquet) :

> Carbonate de chaux............... 5o centigr.
> Phosphate tribasique de chaux.... 20   —
> Magnésie calcinée................ 5   —

3° Au cas d'hypochlorhydrie, donner :

> Chlorure de calcium..........:...   5 grammes.
> Eau distillée......... 100   —

Une cuillerée à café de cette solution dans un verre d'eau de Châtel-Guyon ou de Saint-Galmier.

4° Surveiller le régime de façon qu'il ne s'y introduise pas d'agents de décalcification. Voici les recommandations du Dr Ferrier à ce sujet, et qui représentent le contrepoids de la médication décalcifiante.

Trois repas par jour, pas un de plus.

Interdire : vin, cidre, poiré, bière, alcool, liqueurs de toutes sortes, huiles, acides minéraux et organiques.

Éviter le beurre, les graisses (acides gras) et les sauces, ou tout au moins les remplacer par la crème de lait.

Bannir les mets vinaigrés, citrons, oranges, fromages vieux.

User de pommes de terre, carottes, pois cassés, pâtes, œufs, viandes maigres (300 à 400 grammes par jour), poissons (sauf le maquereau, le hareng et le saumon), fruits cuits, confitures non acides.

Peu de sucre, peu ou pas de pâtisserie.

Pain, 200 à 300 grammes par jour.

Les aliments autres que ceux à composition rentrant dans l'interdiction précédente restent permis.

Avec cette méthode, plus besoin de cure de repos, mais *travailler suivant ses forces* et dormir le mieux possible.

Pour administrer des phosphates assimilables, M. Albert Robin a proposé de faire prendre une *caille rôtie pilée*, pour la manger avec les os.

Effets. — Rétrocession des phénomènes congestifs, amélioration de l'état pulmonaire, guérison par sclérose et emphysème.

Régularisation de l'appétit.

Cessation de la fièvre.

Indications. — *Tuberculose pulmonaire.*

REMINÉRALISATRICE (MÉDICATION).

Principe de la méthode. — Redonner à l'organisme les sels minéraux qu'il a perdus, *reconstituer l'équilibre du plasma sanguin* (Alb. Robin). Voy. aussi : *Médication recalcifiante.*

Nature des médicaments. — Mettre l'estomac en état, par exemple en donnant, cinq minutes avant le repas :

Sulfate de potasse......................	5	centigr.
Azotate de potasse....................	5	—
Bicarbonate de soude..................	30	—
Poudre d'yeux d'écrevisse.............	25	—
Poudre d'ipéca........................	1	—

Pour un cachet. F. S. A. dix cachets semblables.

Puis appliquer le traitement par étapes :

1° *Poudres salines*, dans lesquelles les sels se retrouvent dans les *cendres du sang total.*

Chlorure de sodium...................	27	grammes.
— de potassium	2	—
Phosphate de soude...................	4	—
— de potasse..............	2	—
— de chaux............	1	—
— de magnésie.............	1	—
Sulfate de potasse....................	2	—
Bicarbonate de soude..................	11	—
Carbonate de fer......................	1	—
Poudre d'hémoglobine................	5	—

Diviser cette quantité en quatre-vingts cachets. Prendre deux cachets avant le déjeuner et le dîner, pendant trois semaines à un mois.

2º Administration de fer :

Tartrate ferrico-potassique............	10 centigr.
Poudre de rhubarbe	5 —
Magnésie calcinée....................	5 —
Extrait de quinquina.................	10 —

Pour une pilule.

Prendre une pilule au commencement du déjeuner et du dîner.

L'addition de la magnésie a pour but de remédier au déficit magnésien constaté dans le sang et dans l'urine de la plupart des anémiques.

Ou bien, pour aller plus vite, associer poudres salines et fer dans la *thériaque minérale* suivante qui facilite l'assimilation :

Chlorure de sodium...............	15 grammes.
— de potassium............	10 —
Phosphate de soude...............	13 —
— de potasse...	6 —
Glycérophosphate de chaux........	1 —
— de magnésie.....	1 —
Sulfate de potasse.................	1 gr. 50 cgr.
Carbonate de fer...................	0 gr. 50 —
Poudre d'hémoglobine.............	2 gr. 50 —
Glycérophosphate de fer..........	15 grammes.
Jaune d'œuf.....................	15 —
Lactose	10 —
Caséine.........................	5 —
Poudre de fèves de Saint-Ignace..	1 —
Poudre de rhubarbe..............	4 —
	100 grammes.

Mêler très exactement et diviser en cent paquets. Un paquet avant le déjeuner et un avant le

dîner ; augmenter progressivement suivant le
degré dè la tolérance stomacale, jusqu'au *maximum
de six par jour.*

3º Joindre comme régime : jaune d'œuf, viande
de bœuf, pois, lentilles, épinards, fraises, aliments les plus ferrugineux.

Enfin, vin de Bourgogne comme base de la boisson ; couper avec une eau minérale ferrugineuse,
Renlaigue, source Rouge de *Saint-Nectaire,* qui
renferment aussi du sodium, ou avec de l'eau de
Bussang, de *Forges* ou de *Spa.*

Indications. — *Anémies plasmatiques* de la *tuberculose, phosphaturies, hémoglobinuries, albuminuries*
fonctionnelles, phosphaturiques, dyspeptiques,
anémies, chloroses, neurasthénies.

RÉNOVATRICE (MÉDICATION).

Cure de rénovation, de réduction (Guelpa [1]).

Principe de la méthode. — Dans une foule de circonstances, l'organisme s'encombre de déchets. Ces
déchets, de nature toxique, exigent leur élimination.
Si l'on se contente du jeûne, ces déchets d'origine
surtout intestinale sont repris et il s'ensuit une
augmentation de l'auto-intoxication sanguine, une
sensation de malaise, des maux de tête, des nausées
et même des vertiges.

Mais si l'on vide l'intestin de tous les produits
nocifs, on réduit l'intoxication et l'on permet aux

---

[1] G. GUELPA, Renouvellement des tissus, rajeunissement des
fonctions (*Société de médecine de Paris,* 26 décembre 1908, 3 et
8 janvier 1909 ; *Société de thérapeutique,* janvier 1909).

cellules mêmes des tissus de mieux se renouveler, irriguées qu'elles sont par des humeurs désintoxiquées.

On obtient un *rajeunissement*, une rénovation des tissus.

Nature de la médication. — La méthode de Guelpa comprend deux prescriptions liées intimement.

1° DIÈTE ABSOLUE, HYDRIQUE, à volonté eau d'Evian, eau bouillie ou tisane, *chaude* de préférence, thé léger, queues de cerises, tilleul.

2° PURGATION COPIEUSE, par exemple :

Eau d'Hunyadi Janos.. Une bouteille entière.

Eau de Montmirail ou autres.

A prendre de préférence chaudes.

En général les purgations salines sont préférables, ou, si elles sont mal supportées et si le rein est sensible, il faut se contenter de :

Huile de ricin.............. 4o à 5o grammes.

suivis de près de l'administration d'un litre de tisane.

Renouveler la purgation et continuer la diète hydrique deux, trois ou quatre jours consécutifs.

Répéter cette cure de deux à quatre jours d'abstinence et de purgation trois à quatre fois avec intervalles.

Effets. — 1° Cessation du mal de tête et de l'état saburral.

2° Pas de sensation de faim, fausse sensation de faiblesse.

3° Atténuation de la soif.

4° Diminution du poids, 1 kilogramme environ par jour.

5° Abaissement de la pression artérielle.

6° Régularisation du pouls.

7° Diminution et disparition de la flore bactérienne intestinale (Gilbert et Carnot).

8° Augmentation de nombre des hématies et du taux de l'hémoglobine, hématose plus complète.

9° Augmentation des leucocytes avec accroissement surtout des formes jeunes, mononucléaires ; phagocytose meilleure.

10° Diminution des urines et régularisation des rapports entre les divers éléments.

11° Diminution des sueurs.

12° Sommeil plus régulier, en général plus court, réparateur, avec réveil facile et activité de pensée.

13° Réduction de l'aire des principaux viscères, principalement du cœur, du foie.

14° Facilité de la respiration.

15° Diminution de l'effort du cœur.

16° Disparition des endolorissements des jointures, des courbatures musculaires, de la gêne respiratoire.

17° Amélioration de la vision.

Inconvénients. — 1° Très léger état de malaise, comme celui qui précède le mal de mer.

2° Fatigue plus prompte, non douloureuse, mais calmée par le repos horizontal et quelque sommeil.

3° Sensibilité plus grande au froid, d'où l'indication de préférer la saison chaude pour la cure.

4° Quelquefois mal de tête ou courbature, quand la purgation n'a pas donné un résultat complet.

En ce cas :

Pyramidon.................... 0gr,40 centigr.

Pour deux cachets ; au besoin, deux ou trois cachets dans la journée.

Ou :

Salicylate de soude....... 2 à 3 grammes.
Julep gommeux.......... 120 —

Par cuillerées à bouche toutes les deux heures, et *abondantes boissons chaudes.*

Ou bien remettre la cure à un autre moment.

Indications. — Toutes les maladies de *nutrition retardante* de Bouchard : *arthritisme* en général, *rhumatisme, sciatique, goutte, diabète, obésité, albuminuries* en général, albuminuries d'origine cardiaque et d'origine hépatique.

Affections intestinales.

Affections oculaires.

Affections cutanées, eczéma.

Grossesse.

Surmenage.

SÉROTHÉRAPIE EN GÉNERAL.

Méthode opsonique, les opsonines.

Sous le nom de méthode opsonique, traitement par les opsonines, Wright[1] a fait connaître une

---

[1] WRIGHT et STEWARD DOUGLAS, *Proceedings of the royal Soc.*, vol. 72, 1903. — WRIGHT et DOUGLAS, *Lancet*, 1904, p. 1138. —

méthode générale de direction applicable aux divers genres de sérothérapie et de vaccination.

Principe de la méthode. — Lorsqu'on met en contact sous le microscope des leucocytes et une fraction de culture microbienne, une plus ou moins grande quantité de microbes sont englobés par les leucocytes (*phagocytose* de Metchnikoff).

Les leucocytes peuvent se livrer à une phagocytose autonome, hors de l'influence de tout sérum, dans des liquides salins, l'urine bouillie par exemple (Metchnikoff) ; mais ils accomplissent leur fonction d'englobement encore mieux dans le sérum et plus ou moins selon la nature du sérum avec lequel ils sont mis en présence.

Les substances supposées actives, corps non isolés, connues par leurs propriétés plus que par elles-mêmes, des sérums ont reçu le nom d'*opsonines*.

Ces opsonines, multiples et spécifiques, interviennent dans la phagocytose par action sur le microbe rendu plus sensible à l'attraction du phagocyte.

Les lésions du foie ont une influence importante sur le pouvoir opsonisant [1].

On utilise ces notions scientifiques pour la direction du traitement.

WRIGHT et REID, *Proceedings of the royal Soc.*, London, 1906. — WRIGHT, *Clinical Journal*, novembre 1904.— RENÉ GAULTIER, Les opsonines et la thérapeutique opsonisante par les vaccins de Wright (*Les Actualités médicales*).

[1] H. VINCENT, Nouvelles recherches sur l'étiologie du tétanos médical. Influence prédisposante des lésions hépatiques (*Académie de médecine*, 26 novembre 1907).

Si l'on mélange à une quantité donnée de leucocytes une quantité donnée d'une culture microbienne et une quantité donnée de sérum humain
normal, les polynucléaires, au bout d'un temps
donné à l'étuve à 37°, ont absorbé un nombre
donné de microbes.

Si l'on met à côté, dans la même étuve, un autre
mélange fait absolument dans les mêmes conditions, à la différence qu'au lieu de sérum humain
normal on met du sérum humain de malade atteint
de l'affection microbienne en question, on note un
autre nombre de microbes absorbés.

Si l'on établit le rapport entre les nombres trou-
vés dans la première préparation et ceux constatés
dans la seconde, on établit ainsi ce qu'on appelle
l'*index opsonique*. Par exemple, on aura trouvé,
avec le sérum normal, 40 polynucléaires avec un
total de 160 microbes phagocytés, soit un *coefficient phagocytaire* normal de $\frac{160}{40} = 4$, et, par contre,
avec le sérum du malade, 50 polynucléaires avec
175 microbes phagocytés, soit un *coefficient phagocytaire* pathologique de $\frac{175}{50} = 3,5$. Dans ce cas,
l'*index opsonique* sera de $\frac{3,5}{4} = 0,875$.

Quand on a ainsi pris l'index opsonique d'un
malade, si l'on vient à lui injecter un sérum thérapeutique, on observe d'abord une diminution
de l'index opsonique ; c'est la *phase négative*, pendant laquelle on s'abstient de toute injection
nouvelle.

A cette phase négative succède, plus ou moins rapidement, une *phase positive*, dans laquelle l'index opsonique remonte d'une façon sensible ; cette augmentation indique que l'organisme, sous l'influence du sérum, commence à élaborer des anticorps spécifiques. A ce moment on reprend la sérothérapie à doses progressivement augmentantes. On suit les variations de l'index opsonique, dont on établit la courbe.

La méthode opsonique, moyen de laboratoire capable de guider dans la pratique de la sérothérapie, fournit un moyen d'appréciation pronostique, voire diagnostique.

Technique. — 1° PRÉPARATION DES LEUCOCYTES. — Leucocyte d'un homme sain, l'opérateur lui-même par exemple, extraits de quelques gouttes de sang de la pulpe ou mieux de la face dorsale près de l'ongle d'un des doigts, pouce ou autre, par piqûre aseptique.

Mélanger ce sang à huit ou dix parties d'une solution anticoagulante de citrate de soude à 15 p. 100, tout fraîchement faite, ou d'eau salée isotonique à 8 p. 100, additionnée de 2 p. 100 de citrate de soude.

Mélanger, centrifuger quinze minutes à une vitesse moyenne. Vider le liquide clair qui surnage le dépôt, le remplacer par une solution de chlorure de sodium à 0,85 p. 100. Mélanger pour laver ; centrifuger à nouveau ; vider le liquide de lavage ; reste une émulsion qui contient les leucocytes séparés le mieux possible des hématies.

2° PRÉPARATION DE L'ÉMULSION DE MICROBES. —
Prélever d'une culture fraîche, de vingt-quatre
heures, une trace au bout d'un fil de platine. Broyer
au mortier d'agate et additionner de 1 à 2 centimètres cubes de solution salée isotonique goutte à
goutte, agiter avec des perles de verre dans un tube
épais. On doit obtenir une émulsion la plus homo-
gène possible, sans amas microbien visible au
microscope.

Pour les opsonines de la tuberculose, on utilise
une culture humaine en voile sur pomme de terre
glycérinée, et on chauffe soit une demi-heure à 60°,
soit un quart d'heure à 115°.

3° PRÉPARATION DU SÉRUM. — Sang tout récemment recueilli par quelque procédé que ce soit, ou
bien par piqûre du doigt, laissé à coaguler, puis
centrifugé. En recueillir le sérum. D'un côté, préparer le sérum normal ; d'un autre, le sérum du
malade.

A. *Mélange.* — Une fois en possession de ces
préparations, effectuer le mélange des trois éléments : leucocytes, bacilles, sérum.

Opérer à l'aide d'un tube de verre capillaire,
obtenu par effilure à la flamme d'un bec Bunsen
d'un tube de verre de 4 à 5 millimètres, petit instrument connu sous le nom de pipette Pasteur.

Sur cette effilure, marquer un repère au crayon
gras ou à l'encre, à 2 centimètres de la pointe, et
munir la grosse extrémité d'une tétine en caoutchouc pour faire l'aspiration.

Aspirer une colonne de 2 centimètres de l'émul-

sion de leucocytes, faire à sa suite pénétrer une
bulle d'air. Aspirer à nouveau 2 centimètres de
sérum, et une seconde bulle d'air, puis 2 centimètres d'émulsion de bacilles. Par refoulement,
dans un verre de montre et par aspiration, on mélange les trois produits.

Faire deux mélanges, l'un avec le sérum normal,
l'autre avec le sérum du malade. On a donc deux
pipettes.

B. *Mise à l'étuve.* — Reprendre chaque mélange
dans sa pipette respective ; fermer à la lampe et
laisser à l'étuve à 37°-38° pendant *quinze minutes.*

Se servir à cet usage d'une étuve qui peut fonc-
tionner indifféremment au pétrole, au gaz ou à
l'électricité. Elle permet d'examiner facilement les
pipettes séparément (fig. 11).

Cet appareil, adaptation du principe des couveuses de Hearson, consiste en un fort bassin en
cuivre nickelé, ayant un certain nombre de petits
tubes pour recevoir les pipettes. Chaque tube est
entouré d'eau, numéroté à sa partie supérieure, et
peut être chauffé.

Dans cette recherche, il est indispensable que les
leucocytes lavés et les organismes à l'étude soient
maintenus pendant quelque temps à une température constante de 37° C.

C. *Préparations microscopiques.* — Au sortir de
l'étuve, bien mélanger à nouveau et confectionner
des préparations à double coloration bien régu-
lières, par étalement sur lame bien plane.

D. *Numération.* — Choisir un point bien net de

la préparation, compter dans 50 ou 100 polynucléaires environ les bacilles englobés, établir l'index opsonique.

Principe général de la sérothérapie. — L'emploi
des sérums thérapeutiques spécifiques se base sur

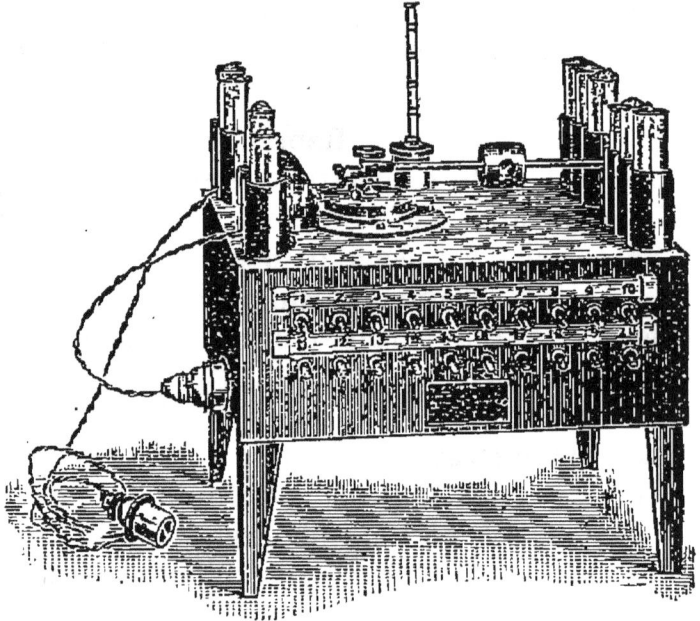

Fig. 12. — Étuve opsonique adoptée par l'Institut Pasteur
de Paris (Laboratoire du Dr Levaditi).

cette notion générale que le sérum d'un sujet qui
a reçu naturellement ou artificiellement un microbe donné rend un nouveau sujet, auquel on
l'injecte, réfractaire à l'infection spéciale du microbe donné.

Préparation générale des sérums. — Pour ne pas
répéter à chaque chapitre le mode de préparation,

il suffit de savoir qu'on procède d'une façon générale comme suit :

1º Culture pure du microbe spécifique.

2º Atténuations diverses ou même stérilisation de la culture pour servir aux premières injections à l'animal, en général par voie veineuse.

3º Injections successives, plus ou moins éloignées et de plus en plus abondantes selon la réaction, et de plus en plus virulentes, jusqu'à ce que l'animal ne réagisse plus à des doses énormes.

4º Saignée de l'animal et préparation par repos et décantation du sérum thérapeutique, et distribution dans des récipients fermant hermétiquement.

Pour la conservation, on ajoute parfois du camphre ou un antiseptique.

Il n'y a que des variantes à ces principes généraux. Nous n'indiquerons que les différences notables.

SÉRUM ANTIALCOOLIQUE (Sapelier, Thébault, Toulouse). Ce sérum s'est peu vulgarisé.

Préparation. — Sérum de chien alcoolisé.

Indications. — *Alcoolisme.*

AUTOSÉRUM ANTIASCITIQUE.

Principe de la méthode. — Développer des anticorps par l'injection d'antigène spécifique.

Nature de l'agent et mode d'administration. Doses. — Liquide ascitique du malade même recueilli aseptiquement. S'assurer par l'inoculation au cobaye de l'absence de bacilles tuberculeux.

Injection intraveineuse de 300 à 500 centimètres cubes [1].

Répéter l'injection cinq ou six fois si besoin.

Résultats. — Absence de reproduction de l'ascite. Amélioration de l'état général.

Indications. — *Cirrhose atrophique du foie avec ascite.*

SÉRUM ANTICANCÉREUX.

Sérums d'animaux injectés avec des extraits de tumeurs.

Voy. aussi *Opothérapie associée, Vaccination antinéoplasique.*

SÉRUM ANTICHARBONNEUX (Silavo).

Essayé jusqu'ici exclusivement chez les animaux.

SÉRUM ANTICHOLÉRIQUE (Ransom).

Préparation. — Quatre étapes dans cette préparation :

1º Culture du bacille virgule dans de petits sacs de collodion renfermant de la peptone à 2 p. 100, placés dans le péritoine de cobayes.

A la mort de l'animal, ensemencement d'un des sacs dans la peptone à 2 p. 100 additionnée de 2 p. 100 de gélatine et de 1 p. 100 de miel.

2º Extraction de la toxine cholérique sous forme de substance solide.

---

[1] SICARD et GALOP, Autosérothérapie ascitique par injections massives intraveineuses (*Société médicale des hôpitaux*, 10 février 1911).

3° Inoculation de cette toxine dissoute à l'animal, ou même à l'aide de cultures faibles non filtrées ou filtrées.

4° Recueil du sang de l'animal immunisé, environ au bout de six mois.

Mode d'action. — Neutralisation de la toxine.

Indications. — *Choléra.*

SÉRUM ANTICOQUELUCHEUX (Leuriaux).

Effets. — Atténuation des quintes et raccourcissement de durée de la maladie.

D'après Nobécourt, Variot, on n'a pas de résultats.

Indication. — *Coqueluche.*

Sérum de Bordet et Gengou.

Culture du coccobacille, agent pathogène de la coqueluche. Ce microbe est agglutiné par le sérum de cheval immunisé, plus que par celui des coquelucheux.

Le sérum des coquelucheux est néanmoins très sensibilisateur.

Jusqu'ici le sérum de cheval immunisé n'a pas donné de résultats assez pratiques [1].

SÉRUM ANTIDIPHTERIQUE.

1° Sérum antidiphtérique antitoxique.

Mode d'emploi. — INJECTIONS SOUS-CUTANÉES à

---

[1] BORDET et GENGOU, Note complémentaire sur le microbe de la coqueluche (*Annales de l'Institut Pasteur*, 25 septembre 1907, p. 720-726).

l'aide d'une seringue facilement démontable et stérilisable, et d'une contenance d'environ 20 centimètres cubes.

L'antisepsie de la région, paroi de l'abdomen, région interscapulaire, cuisse, étant assurée, la seringue aseptisée par l'ébullition dans l'eau bouillante, on pousse le liquide sous la peau qui se soulève en boule d'œdème.

Si l'on n'avait qu'une seringue de faible capacité, on aurait le désagrément de la recharger à plusieurs reprises, l'aiguille laissée en place.

La seringue est retirée d'un mouvement brusque, un petit tampon d'ouate, agglutiné par la gouttelette de sérum entraînée dans la manœuvre, suffit à obturer le petit orifice.

Le badigeonnage des fausses membranes avec le sérum aurait un résultat favorable (Martin).

INJECTIONS INTRAVEINEUSES. — Elles font gagner six heures sur les injections sous-cutanées ordinaires et quatre heures sur les injections massives ou répétées [1]. Les indications des injections intraveineuses seraient :

1º Les formes malignes de la diphtérie ;

2º Les diphtéries compliquées de bronchopneumonie ou autres ;

3º Les malades *in extremis* ;

4º La toxémie diphtérique prononcée.

INJECTIONS INTRACÉRÉBRALES. — Elles seraient

---

[1] L. CRUVEILHIER, De la valeur thérapeutique des injections de sérum dans la diphtérie suivant les doses et la voie de pénétration (*Annales de l'Institut Pasteur*, 1904).

très efficaces, mais peu entrées dans la pratique.

La voie buccale et la voie rectale annulent presque l'action du sérum.

Doses du sérum antidiphtérique. — A. *Dose curative :* minima 10 à 20 centimètres cubes, chez l'enfant ; mais la pratique se généralise des *hautes doses* ; ainsi Deléarde (de Lille) injecte 50 centimètres cubes, même au nourrisson. Donc, *dose massive de suite.*

Répéter l'injection au bout de douze ou vingt-quatre heures, une ou deux fois, puis attendre un peu.

Injecter le plus tôt possible, injecter d'abord une dose forte, injecter sans attendre l'examen bactériologique.

Chez l'adulte, minima 30 à 40 centimètres cubes.

B. *Dose prophylactique :* 5 à 10 centimètres cubes selon l'âge.

Lorsqu'il existe une épidémie régnante quelconque (grippe, rougeole, scarlatine), augmenter la quantité de sérum injecté (L. Martin [1]).

Donc, *lorsque existe une maladie épidémique régnante,* bien que le sujet n'en semble pas lui-même atteint, il faudra *faire d'emblée les injections de sérum antidiphtérique de 30 et 40 centimètres cubes de sérum* même chez l'enfant ; 60 centimètres cubes chez l'adulte.

Dans les angines graves, on peut arriver à éviter

---

[1] L. MARTIN, Traitement de la diphtérie (*Société biologique,* 2 février 1907). — Principales causes de mortalité de la diphtérie depuis la sérothérapie (*Académie de médecine,* 21 avril 1908).

les complications mortelles, syncopes et paralysies, par l'administration de *doses systématiquement élevées, répétées et prolongées*[1], pendant la convalescence.

Doses initiales : 40, 50 et 60 centimètres cubes chez les enfants.

Doses consécutives : De 10 à 20 centimètres cubes, répétées tous les deux jours, tous les jours si besoin, même si la gorge apparaît bien nettoyée, malgré l'apparition d'érythème.

On a injecté ainsi au même enfant plus de 500 centimètres cubes pour un traitement en un mois ou un mois et demi.

Cette méthode intensive n'a pas provoqué d'accident, parfois de l'albuminurie intense, mais passagère, traduisant l'élimination du sérum par l'urine. Pas de phénomène d'anaphylaxie.

La raison de cette pratique réside soit dans la possibilité d'apport nouveau de toxine par les bacilles persistants ou sa mise en liberté, soit par une élimination rapide, anormale de l'antitoxine. L'indication de nouvelles injections de sérum s'impose.

Dans les cas de diphtérie grave, le sérum antidiphtérique peut être *injecté dans les veines*.

Mode d'action. — L'antitoxine contenue dans le sérum agirait en neutralisant la toxine produite par le bacille diphtérique (théorie chimique) ; ou mieux l'antitoxine actionnerait, stimulerait (stimu-

---

[1] H. MÉRY, B. WEILL-HALLÉ et PARTURIER, La sérothérapie intensive dans le traitement des angines graves et des paralysies diphtériques (*Bulletin médical*, 1er mai 1909, p. 405).

line) les cellules de l'organisme, de telle sorte qu'elles puissent résister à la toxine (théorie vitaliste).

Effets de la sérothérapie. — A. *Locaux.* — Localement, diminution, désagrégation, disparition des fausses membranes de la gorge, au bout d'un temps plus ou moins long : vingt-quatre à quarante-huit heures environ.

Du côté du larynx, même amélioration.

Si la laryngite pseudo-membraneuse n'existe pas, elle ne se produit pas après l'application du traitement par le sérum.

B. *Généraux.* — Diminution de la température, du pouls, de la respiration, parfois après une ascension passagère.

Transformation favorable du facies, de l'albuminurie. Quelquefois albuminurie sérique.

Résultats statistiques. — Mortalité, 12 à 15 p. 100, au lieu de 40 p. 100 et plus.

Après trachéotomie, au lieu de 30 p. 100 de survie, 70 p. 100.

Même pourcentage avec l'intubation.

Inconvénients et accidents. — A. *Locaux.* — Abcès ou phlegmons évités par une antisepsie rigoureuse de la peau, une asepsie soigneuse des instruments.

B. *Généraux.* — *Fièvre, phénomènes pseudo-méningitiques.* Réaction fébrile, dans quelques cas, agitation et délire, convulsions simulant la méningite, mais qui aboutissent à la guérison.

Troubles cardiaques. — Action dépressive sur le cœur du sérum antitoxique, mais modérée.

Troubles gastro-intestinaux. — Vomissements, diarrhée.

Cette *maladie du sérum* apparaît dans 20 p. 100 des cas, environ huit à douze jours après la première injection et d'autant plus précoce que la première injection est plus récente : urticaire, démangeaisons, fièvre, hypertrophie ganglionnaire, arthralgies, œdèmes, parfois albuminurie.

Plus un individu a reçu d'injections, sériques, plus il est prédisposé aux accidents.

On a publié des cas de morts subites, mais qu'on doit rapporter à d'autres causes qu'à l'injection : shock, hypertrophie du thymus, etc [1].

Arthropathies. — Soit sans fièvre, soit avec fièvre, quelquefois même 40° passés, poussées du côté de diverses articulations, reproduisant parfois le rhumatisme articulaire aigu, mais limité à peu de jointures.

Érythèmes. — Précoces, attribués au liquide injecté; tardifs, dépendant du streptocoque surajouté. Ortiés, scarlatiniformes, morbilliformes, érythème polymorphe, souvent avec mélange d'éléments ortiés ; purpura avec ou sans épistaxis, érysipèle.

Accidents laryngés. — En même temps que l'érup-

---

[1] ALFRED MARTINET, Maladie du sérum et mort subite consécutives à l'injection de sérum antitoxique (*Presse médicale*, 4 mai 1910).

tion sérique, on peut voir réapparaître [1] les symptômes de sténose laryngée ; ici pas de réapparition de fausses membranes, mais poussée œdémateuse avec spasme glottique, reproduisant la poussée cutanée.

Albuminurie. Néphrites. Anurie.

Le *sérum chauffé* donnerait lieu à bien moins d'accidents.

ANAPHYLAXIE. — L'*anaphylaxie*, ou susceptibilité plus grande du sujet au sérum antidiphtérique, créée par une injection antérieure, ne semble guère se vérifier dans la pratique, sauf peut-être, mais sans entraîner de phénomènes graves, chez les sujets atteints d'urticaires post-sériques, chez qui on note de la séro-précipitation, c'est-à-dire que leur sérum précipite *in vitro* par le sérum de cheval [2].

La *baisse de la pression artérielle* est caractéristique [3].

En tout cas, l'éther, l'alcool (Besredka et Roux) et peut-être le chlorure de baryum (Richet) seraient antianaphylactisants.

Le meilleur serait d'injecter du sérum préventi-

---

[1] ROCAZ et F. CARLE, Réapparition des symptômes laryngés au moment des accidents sériques chez les enfants atteints de croup (*Société de médecine et de chirurgie de Bordeaux*, 12 mars 1909).

[2] B. WEILL-HALLÉ et H. LEMAIRE, Caractères de l'immunité passive conférée par la sérumthérapie (*Presse médicale*, n° 41, 20 mai 1908).

[3] CH. RICHET, Sur le rôle du système nerveux dans les phénomènes de l'anaphylaxie aiguë (*Presse médicale*, 7 avril 1909).

vement[1] dans le rectum ou mieux une dose extrêmement faible sous la peau.

Indications thérapeutiques. — *Diphtérie*, comme *curatif*, ou comme *préventif*.

Chez les enfants *qui viennent d'avoir la diphté-rie*, il est prudent, *lorsqu'ils prennent la rougeole ou la scarlatine*, de leur pratiquer une injection de sérum antidiphtérique pour éviter une rechute ou une récidive, dans les agglomérations surtout d'en-fants, hôpitaux (services de rougeole, de scarlatine[2]), pensionnats et même dans les familles (Netter, Guinon, Richardière, etc.).

Le sérum antitoxique n'est que le spécifique de la diphtérie vraie à bacille de Löffler.

Maximum d'effet dans les cas traités dès le début, dans les diphtéries non associées. Dans les angines d'emblée toxiques, peu d'activité (Variot).

Action moins efficace dans les diphtéries mixtes (bacille de Löffler et autres microbes).

Inactivité dans les angines pseudo-membra-neuses non diphtériques (angines à streptocoques, à staphylocoques, à pneumocoques, etc.).

PARALYSIE DIPHTÉRIQUE. — *Prophylaxie.* — L'application rigoureuse du traitement de la diphtérie par les *injections précoces et copieuses de sérum antidiphtérique* a toutes les chances de

---

1 BESREDKA, Du traitement préventif de l'anaphylaxie. L'anti-anaphylaxie (*XVIe Congrès international de médecine de Buda-pest*, 29 août-7 sept. 1909). — L'anaphylaxie (*Paris Médical*, 1911).

2 BARBIER, BOURDON et PÉLISSIER, Statistique du service de la diphtérie à l'hôpital Hérold ces quatre dernières années (*Soc. méd. des hôp.*, 6 oct. 1908).

diminuer le nombre et la gravité des cas de paralysie diphtérique.

Traitement. — Les paralysies diphtériques comptent deux catégories (Rist) : paralysies résultant de l'action de la toxine, paralysies causées par les corps microbiens eux-mêmes, débarrassés de la toxine. Le sérum n'agit d'une façon générale et pour un temps que comme antitoxique, sans pouvoir sur le microbe lui-même qui continue à vivre[1].

PARALYSIES TOXIQUES. — *Action curative du sérum antidiphtérique nette sur les paralysies diphtériques toxiques.*

D'où *règle pratique*: Quand, dans le cours d'une diphtérie, on soupçonne l'apparition de quelques phénomènes parétiques, *faire dès le premier soupçon de paralysie diphtérique une injection de sérum antidiphtérique.*

Appelé tardivement, se hâter encore plus *de faire l'injection* à haute dose et la répéter.

Doses. — Chez les enfants, 10 à 20 centimètres.

---

[1] J. COMBY, Cinq observations (*Archives de médecine des enfants*, juillet 1904). — Paralysie diphtérique tardive guérie par le sérum de Roux (*Société de pédiatrie*, avril 1906). — Traitement des paralysies diphtériques par le sérum de Roux (*Société médicale des hôpitaux*, 17 mai 1907). — MOURNIÈRE, 18 cas. Thèse de Paris, 1905. — CHAMBON, *Année médicale de Caen*, mai 1905. — SICARD et BARBÉ, Paralysie diphtérique généralisée progressive traitée par des injections répétées de sérum antidiphtérique, guérison. Absence d'anaphylaxie (*Société médicale des hôpitaux*, 26 nov. 1907). — Traitement sérothérapique dans la diphtérie (*Société médicale des hôpitaux*, 7 mai 1909). — CABANNES (Bordeaux), Paralysie post-diphtérique de la divergence. Son pronostic, son traitement (*Congrès de la société française d'ophtalmologie*, 2-5 mai 1910).

cubes (Comby); et répéter l'injection trois, quatre et même six jours de suite.

PARALYSIES MICROBIENNES. — Recourir au sérum antidiphtérique antimicrobien de Louis Martin.

Cliniquement, il est difficile de différencier l'une et l'autre catégorie des paralysies diphtériques ; donc, au point de vue pratique, il y aurait avantage à *associer les deux sérums* [1].

AUTRES APPLICATIONS DU SÉRUM ANTIDIPHTÉRIQUE ANTITOXIQUE. — *En dehors de la diphtérie* :

Outre son rôle spécifique, le sérum antidiphtérique possède les propriétés suivantes [2]:

1° Propriété coagulante (hémorragie, hémophylie).

2° Propriété hématopoïétique (*anémies*).

3° Propriété phagocytaire (*infections et intoxications*).

D'où ses diverses indications :

Certaines affections de l'œil, *diphtérie oculaire, conjonctivite granuleuse, ulcère infectieux* (Darier) [3]; du nez, *ozène*.

Asthme (mais on aurait eu des accidents, même mortels[4]), *tétanos, gangrène, coqueluche, pneumonie* (Talamon), lèpre.

---

1 MONGOUR, La thérapeutique générale par le sérum antidiphtérique (*Province médicale*, n° 1, 1909).

2 DOPTER, NETTER, Discussion à la *Société médicale des hôpitaux*, 17 mai 1907.

3 DARIER, Injections oculaires graves traitées par le sérum antidiphtérique (*Société d'ophtalmologie de Paris*, 2 juillet 1907).

4 H.-F. GILETTE, Résultats malheureux du sérum antidiphtérique avec étude spéciale de ses relations avec l'asthme (*Therapeutic Gazette*, 15 mars 1909).

Hémorragies (*sérum antihémorragique*), et en particulier *hémophilie* (*sérum antihémophilique*).

Mode d'administration : extra et intra.

A la suite d'avulsion dentaire, obturer l'alvéole à l'aide d'un tampon imbibé de sérum antidiphtérique et injection sous-cutanée simultanée de 20 centimètres cubes de sérum (Broca[1]).

Broca a pensé que la protection du sérum antidiphtérique contre les hémorragies des hémophiliques opérés levait toute hésitation d'opérer.

Cependant, dans un cas rapporté par le professeur Dahlgren (d'Upsal), un malade, hémophilique familial, succomba d'hémorragie après une opération d'appendicite gangreneuse[2]. Il est vrai que le sérum fut appliqué tardivement, après qu'on eut injecté d'abord du lactate de chaux, tenté la compression, la cautérisation, qu'on eut administré la stypticine.

La conclusion qui se dégage, c'est d'injecter préventivement.

Goitre exophtalmique[3].

Érysipèle[4], *méningite cérébro-spinale*[5].

---

[1] Broca, Traitement des hémorragies par les sérums chez les hémophiliques (*Société de chirurgie*, 13 mars 1907).

[2] Karl Dahlgren, *Beiträge zur klinischer Chirurgie*, 1909, vol. LXI, p. 445.

[3] Burkard, Traitement du goitre exophtalmique par le sérum antidiphtérique (*Journal american medic. Association*, 3 nov. 1906).

[4] L. G. Apostoleanu, Le sérum antidiphtérique dans l'érysipèle (*Spitalul*, 1er février 1909).

[5] Lemoine et Gaehlinger, Un cas de méningite à méningocoque traité avec succès par les injections intrarachidiennes de sérum antidiphtérique (*Société médicale des hôpitaux*, 2 juillet 1909).

2° **Sérum antidiphtérique antimicrobien**
(L. Martin [1]).

Principe de la méthode. — Au lieu de s'attaquer
aux toxines produites par les bacilles diphtériques,
on cherche à détruire les bacilles eux-mêmes.

Nature et mode de préparation. — Comme pour
le sérum antidiphtérique antitoxique, on part
d'une culture de bacille diphtérique; mais, au lieu
de se débarrasser des microbes et de n'injecter
que les toxines atténuées, on injecte la culture
atténuée à dose minime, puis plus virulente.

Même préparation aseptique du sérum.

On le concentre jusqu'à dessiccation. On en
fabrique des pastilles.

Doses. — Faire sucer, sans avaler, douze pastilles par jour, une par heure.

Supprimer tout lavage, tout gargarisme, qui
diluerait le sérum et en entraverait l'action.

Pour les fosses nasales, insufflation de sérum
desséché. Il y a intérêt à ce qu'il soit très finement
pulvérisé.

Résultats. — Dans un délai maximum de cinq
jours, disparition des bacilles diphtériques de la
gorge (Dopter [2]). Rarement récidive.

Dans les fosses nasales (Lermoyez), résultats
moins prompts et moins complets, par suite de la
difficulté de bien tapisser la muqueuse avec la
poudre.

---

[1] L. Martin, *Annales de l'Institut Pasteur*, 1904.

[2] Dopter, Action locale du sérum antidiphtérique (*Société médicale des hôpitaux*, 31 mars 1905).

SÉRUM ANTIDYSENTÉRIQUE [1].

Doses. — Dans le *cas d'intensité moyenne*, 20 à 30 centimètres cubes.

Dans les *cas graves*, *d'emblée*, doses de 40, 60 et 80 centimètres cubes, jusqu'à 100 centimètres cubes.

Au cas où les premières injections n'ont pas amené une réduction suffisante de la maladie, *indication formelle* de répéter les injections même tous les jours.

Résultat d'autant plus favorable qu'on a institué la méthode d'une façon précoce.

Même plus tardivement, on obtient encore des guérisons [2].

Il n'est jamais trop tard pour injecter le sérum. Donc :

1° *Injecter le plus tôt possible.*

2° *Injecter des doses suffisantes.*

Effets. — Parfois dès les premières vingt-quatre heures, parfois aussi seulement après plus longtemps, cinq, dix ou quinze jours, les selles perdent leur nature dysentérique; la température revient vers la normale; diminution, puis cessation des douleurs abdominales.

Résultats. — Sur 243 cas (Vaillard et Dopter),

---

[1] VAILLARD et DOPTER, La sérothérapie dans le traitement de la dysenterie bacillaire (*Académie de médecine*, 9 avril 1907). — DOPTER, Sérothérapie de la dysenterie bacillaire (*Congrès de médecine*, Paris. 1907, 9e session).

[2] F. WIDAL, VINCENT, VAILLARD, *Académie de médecine*, 9 avril 1907. Discussion.

dont 200 chez des adultes et des enfants et 43 chez
des aliénés, sur les 200 premiers 10 morts, soit
5 p. 100; cependant 99 étaient très sérieusement
atteints. Les aliénés ont fourni une statistique
moins bonne. Du reste, bien des sujets n'ont pu
être traités que tardivement, alors qu'ils étaient
plongés dans l'adynamie profonde ou atteints de
complications graves, broncho-pneumonie, septicémie, péritonite hémorragique.

SÉRUM DYSENTÉRIQUE POLYVALENT.

Principe de la méthode. — Pour préparer le pré-
cédent sérum, on utilise seulement le bacille de
Shiga. Or, la flore bactérienne de la dysenterie
comprend deux groupes de microorganismes, les
bacilles du groupe de Shiga, ceux du groupe de
Flexner.

Pour le sérum antidysentérique polyvalent, on
part d'une culture de chacun des groupes[1].

Nature, mode d'administration du médicament. —
Mêmes applications que pour le sérum monovalent.

Indication. — *Dysenterie bacillaire* en général,
mais principalement des enfants, causée en majorité par les bacilles du groupe Flexner.

SÉRUM ANTIHÉMOGLOBINURIQUE [2].

Principe de la méthode. — Modifier la constitution

---

[1] P. Coyne et B. Auché, Sérum antidysentérique polyvalent
(*Académie de médecine*, 2 octobre 1907).

[2] Widal et Rostaine, Sérum antihémoglobinurique (*Société
de biologie*, 18-25 février, 4 mars 1905).

sanguine par introduction d'un sérum antihémolysant.

Nature de la médication et préparation. — On prépare un sérum d'animal en injectant à celui-ci des doses massives de sérum humain en trois ou quatre injections à intervalles espacés. On recueille le sérum de l'animal avec les précautions habituelles.

Doses. — 25 centimètres cubes de sérum à la fois. Répéter toutes les quatre semaines.

Indications. — *Hémoglobinurie, hémorragies* diverses (Voy. *Sérum antidiphtérique*).

SÉRUM ANTIMÉNINGITIQUE.

AUTOSÉROTHERAPIE.

Nature du médicament. — Liquide céphalorachidien du malade.

Mode d'administration. — Injections sous-cutanées.

Dose. — 25 centimètres cubes (Radman[1]).

Indications. — *Méningites* à méningocoques, à diplocoques.

SÉRUM ANTIMÉNINGOCOCCIQUE.

Modes de préparation. — A. SÉRUM AMÉRICAIN (de Flexner). — Immunisation de chevaux à l'aide de cultures tuées, puis vivantes, introduites d'abord sous la peau, puis dans les veines de l'animal.

---

[1] RADMAN, Emploi auto-sérothérapique du liquide céphalorachidien dans la méningite cérébro-spinale (*Münchner medizinische Wochenschrift*, 2 juillet 1907).

Quelques doses d'extrait autolytique sous la peau [1].

B. Sérum allemand (Kolle et Wassermann). — Immunisation de trois chevaux, l'un avec un méningocoque, l'autre avec cinq ou six échantillons du même germe, le troisième avec l'extrait autolytique.

Mélange des trois sérums.

Avec ce sérum, les résultats seraient moins brillants (Comby [2]).

C. Sérum français (Dopter). — Immunisation de chevaux à l'aide de cultures vivantes seules sous la peau, puis dans les veines, sans emploi d'extrait.

Sérum à la fois antimicrobien et antitoxique.

Mode d'administration. — En injections intrarachidiennes; *injections sous-cutanées inactives*.

Ajouter des injections *intraveineuses*, si le méningocoque est dans le sang (Dopter).

On a même fait des injections dans les *ventricules cérébraux* [3], après ponction et lavage au sérum artificiel, à la dose de 25 centimètres cubes de sérum de Flexner répétées à trois reprises chez un enfant de deux mois [4].

---

[1] Grysez, La méningite cérébro-spinale et son traitement par le sérum de Flexner (*Revue d'hygiène et de police sanitaire*, mars 1909).

[2] J. Comby, Traitement de la méningite cérébro-spinale par la sérothérapie (*Société médicale des hôpitaux*, 16 juillet 1909).

[3] Fischer (New-York), Un cas de méningite chez un enfant de deux mois, diagnostiqué par la ponction du ventricule latéral et guéri par les injections intra-ventriculaires de sérum de Flexner (*Monthly Cyclopædia and Médical Bulletin consolidated Philadelphie*, mars 1910).

[4] Triboulet, Rolland et Ferrechi, *Académie de médecine*, novembre 1910, et rapport de Netter, 13 juin 1911.

Injection intra-ventriculaire.

Chez les nourrissons. — Raser et aseptiser le crâne.

Lieu d'élection. — Au niveau de l'angle externe de la fontanelle, à 2 cm. 5 environ de la ligne médiane.

Enfoncer l'aiguille stérilisée de haut en bas et de dehors en dedans suivant une obliquité de 20° environ, à une profondeur de 2 à 4 centimètres. Quand le liquide s'échappe, en recueillir une quantité supérieure à celle qu'on doit injecter.

Chez l'adulte. — Technique semblable, mais nécessité d'une trépanation préalable.

Injection lombaire et intra-ventriculaire combinée.

On a même simultanément pratiqué la ponction lombaire et la ponction intra-ventriculaire et fait passer le sérum de l'une à l'autre[1].

Intervention le plus tôt possible. Pas d'injection sous-cutanée, mais injection bien intra-rachidienne.

Doses. — Au moins 30 centimètres cubes chez l'adulte et même 40 centimètres cubes; chez les enfants de moins d'un an, 10 centimètres cubes; chez les enfants plus âgés, 10 à 20 centimètres cubes; mais on doit *répéter chaque jour*[1] l'injection, même s'il y a, dès la première dose, effet manifeste, jusqu'à la cessation des symptômes[2]. On a atteint

---

[1] BARR, *British médical Journal*, 26 novembre 1910.
[2] CH. DOPTER, Les insuccès de la sérothérapie antiméningococcique, leurs causes, moyens de les éviter (*Paris médical*, 5 août 1911).

les quantités de 300 et même de 600 centimètres cubes. Sérum tiédi de 38° à 40°.

Évacuer autant et même plus (Dopter) de *liquide céphalo-rachidien* que de sérum à injecter [1].

Injecter le plus tôt possible, même avant l'examen bactériologique, pour ne pas perdre un temps précieux, quoique le sérum ne soit efficace que contre la méningite à méningocoques de Weichselbaum.

Mais il n'est jamais trop tard pour faire l'injection.

Avantages des *doses élevées* :

Injecter lentement.

Après l'injection, bassin plus élevé que la tête.

Résultats. — Flexner obtient 33 p. 100, Kolle et Wassermann 18,2 p. 100. La mortalité s'abaisse même à 14,9 p. 100 (Netter [2]), au lieu de 50 et même 84 p. 100.

Avec le sérum français (antimicrobien et antiendotoxique), 10,32 p. 100 (mortalité rectifiée, Dopter [3]).

---

[1] DOPTER, Le traitement de la méningite cérébro-spinale (*Société de l'Internat des hôpitaux de Paris*, 24 février 1910).

[2] A. NETTER, Efficacité des injections intrarachidiennes de sérum antiméningococcique dans le traitement de la méningite cérébro-spinale suppurée (*Société médicale des hôpitaux*, 11 décembre 1908, 10 juillet 1909). — NETTER et DEBRÉ, Nouveaux cas de méningite cérébro-spinale traités par le sérum antiméningococcique (*Société médicale des hôpitaux*, 26 janvier 1909).

[3] CH. DOPTER, Les acquisitions récentes sur la méningite cérébro-spinale épidémique (épidémiologie, sérothérapie, diagnostic bactériologique) (*Rapport à l'Association française pour l'avancement des sciences*, 38e Congrès, Lille, 2-7 avril 1909).

Action. — En outre de l'action antimicrobienne et antitoxique, le sérum antiméningococcique agit comme antiferment. Il paralyse le ferment protéolytique des polynucléaires [1].

Effets. — Atténuation des symptômes dans les vingt-quatre heures.

Éclaircissement du liquide céphalo-rachidien et retour à la normale [2].

Accidents. — Éruptions sériques. Symptômes nerveux analogues à la méningite ou méningite sérique et *anaphylaxie* [3].

Indication. — *Méningite cérébro-spinale à méningocoques*, à l'exclusion des méningites à streptocoques ou à pneumocoques [4].

Autres *affections* : *arthrite blennorragique* [5].

---

[1] N. FIESSINGER et P.-L. MARIE, Ferment protéolytique des polynucléaires dans les méningites aiguës à méningocoques (*Société de biologie*, 5 juin 1909).

[2] A. NETTER et DEBRÉ, Apparition du sérum de cheval dans la circulation générale après injection intrarachidienne (*Société de biologie*, 10 juillet 1909). — A. NETTER, Éruptions bénignes après injections intrarachidiennes de sérum antiméningococcique (*Société de biologie*, 12 juin 1909).

[3] V. HUTINEL, Sérothérapie et anaphylaxie dans la méningite cérébro-spinale (*Presse médicale*, 2 juillet 1910). — SICARD et SALIN, Réactions rachidiennes post-sérothérapiques au cours de la méningite cérébro-spinale (*Société médicale des hôpitaux*, 8 juillet 1910).

[4] SALEBERT, Méningite cérébro-spinale traitée par le sérum antiméningococcique, guérison. Anaphylaxie (*Société médicale des hôpitaux*, 10 juillet 1909). — FOLLET et BOURDINIÈRE, Traitement de la méningite cérébro-spinale par le sérum de Dopter (*Société médicale des hôpitaux*, 7 mai 1909).

[5] RAMOND et CHIRAY, Sérothérapie antiméningococcique dans les arthrites blennorragiques.

13.

SÉRUM ANTINÉPHRÉTIQUE HUMAIN.

Principe de la méthode. — Le sang des néphrétiques contient une toxine. Cette toxine doit, comme les toxines en général, appartenir à cette classe d'albuminoïdes qui peuvent résister une demi-heure à un chauffage à 55°-60°.

Si on injecte le sérum du néphrétique ainsi chauffé, faisant office d'antigène, à un lapin, dans la cavité péritonéale ou dans la veine de l'oreille, on provoquera la formation d'anticorps chez l'animal, d'où fabrication d'antisérum.

Pour qu'agissent les anticorps, il faut la présence d'un complément; le sang du néphrétique en a été privé par le chauffage; il faudra injecter au néphrétique avec l'antisérum du sérum normal[1].

Nature du médicament, mode de préparation. — Saignée de 50 à 60 centimètres cubes, faite au malade atteint de néphrite. Laisser reposer, prélever le sérum. Chauffer à plusieurs reprises à 58°.

Injecter à un lapin vigoureux une ou deux fois tous les huit jours, en augmentant progressivement la dose.

Après huit à dix injections, recueillir le sang du lapin, séparer le sérum, l'additionner de 0,5 p. 100 d'acide phénique.

Doses, mode d'administration. — Injecter par

---

[1] L. CASPER et C.-S. ENGEL, Sur un essai de sérothérapie des néphrites chroniques (*Berliner klin. Wochenschrift*, 12 octobre 1908).

petites doses fractionnées au malade, jusqu'à la cessation des phénomènes de réaction.

A ce moment, injecter du sérum normal.

Action. — Préservation des parties saines, arrêt des parties morbides.

Résultats. — Continuation de l'excrétion d'albumine et de cylindres, mais état général bon.

Indication. — *Néphrites*.

SÉRUM ANTINÉPHRÉTIQUE, ANTI-URÉMIQUE.

Principe de la méthode. — Recueillir au sortir du rein le sérum renfermant ainsi la sécrétion interne de l'organe [1].

Nature et mode de préparation du médicament. — Sérum du sang de la veine rénale de la chèvre, d'un sujet *jeune*, après ligature de l'embouchure de cette veine dans la veine cave inférieure, pour éviter d'aspirer le sang de ce vaisseau.

Le sérum de la chèvre semble préférable à celui du chien par sa moindre toxicité et son pouvoir leucolytique moindre.

Dose. — 10, 15 à 20 centimètres cubes, selon l'âge et les conditions, à répéter tous les trois jours environ ou même plus souvent; prolonger selon les besoins.

---

[1] J. TEISSIER, Nouvelles recherches sur la sérothérapie des néphrites (*Académie de médecine*, 7 octobre 1908). — VAN BOGAERT (d'Anvers), La sérothérapie rénale dans les néphrites (*Le Scalpel*, 27 décembre 1908).

Mode d'administration.—Injections sous-cutanées, sous la peau de l'abdomen de préférence, ou la région lombo-dorsale.

Action. — Les parties de tissu rénal non encore lésées seraient garanties du processus morbide.

Effets. — Diurèse, même polyurie; amélioration et retour à la normale du coefficient urotoxique; rétrocession des symptômes urémiques, décroissance de l'albuminurie et de la cylindrurie, amélioration de la perméabilité rénale.

Indications. — Toutes les *néphrites, accidents urémiques*, sauf la dégénérescence amyloïde.

SÉRUM ANTIPESTEUX (Yersin).

Nature du médicament, préparation. — 1º Culture du bacille pesteux en sac de collodion dans le péritoine des cobayes.

2º Ensemencement dans la gélatine à 0,5 p. 100 (Roux).

3º Injection de la culture d'abord stérilisée, puis virulente, aux chevaux, à plusieurs reprises, après réaction fébrile. Environ 10 injections.

4º Prise de sérum au bout d'un an; plus tôt, il n'est que préventif et non curatif.

On peut commencer par des cultures virulentes mais faibles, et fournir un sérum plus rapidement[1].

Mode d'administration. — Injections sous-cutanées.

---

[1] FIGUEIREDO VASCONCELLOS, Le sérum antipesteux (*Memorias de Instituto Oswaldo Cruz*, t. I, fasc. I. Rio de Janeiro, avril 1909).

Préventif et curatif. Doses. — *Préventif* : 10 centimètres cubes tous les dix jours. Injections répétées, l'immunité conférée ne durant que 15 jours.

Après chaque injection, repos quasi absolu, pour éviter la réaction.

Curatif : 20 à 30 centimètres cubes d'un coup. Renouveler jusqu'à effet.

Injecter le plus tôt possible.

Effets. — Disparition de la fièvre, diminution des ganglions.

Guérison : 70 p. 100.

Indication. — *Peste.*

SÉRUM ANTIPLEURÉTIQUE [1].

AUTOSÉROTHÉRAPIE PLEURÉTIQUE (Gilbert, de Genève; Fede, Nasetti).

Principe de la méthode. — Provoquer, par l'injection des antigènes contenus dans le liquide (Debove et Rémond), la production d'anticorps, analogues à la tuberculine (produits antitoxiques et bactéricides).

Nature du médicament. — Le liquide même de l'épanchement.

Mode d'administration. — Technique. — Après antisepsie de la peau, ponction aspiratrice de

---

[1] Schnutgen, L'autosérothérapie dans la pleurésie fibrineuse (*Berliner klinische Wochenschrift*, 18 janvier 1909, p. 97). — Gilbert, L'autosérothérapie de la pleurésie séro-fibrineuse (*Société médicale de Genève*, 22 décembre 1909 et *Revue médicale de la Suisse romande*, t. XXX, n° 8, 20 janvier 1910).

2 centimètres cubes environ à 3 centimètres cubes.

Retirez l'aiguille jusqu'à ce qu'elle soit au niveau du tissu cellulaire sous-cutané.

Dans ce tissu cellulaire, injecter le liquide aspiré avant de retirer définitivement l'aiguille.

Attendre 2 ou 3 jours et répéter tous les deux jours, une à trois fois, au besoin cinq à six fois.

Effets. — D'abord élévation thermique, puis abaissement.

Résorption des épanchements activée, plus manifeste que par la ponction évacuatrice.

Diminution de poids correspondante, puis élévation à la convalescence. Diurèse. Diminution de la dyspnée.

Action. — Production d'*antisérose* [1].

Indications. — *Pleurésies sérofibrineuses* variées, même tuberculeuses (mais non suppurées), de préférence aux pleurésies hémorragiques ou histologiquement hémorragiques et aux hydrothorax.

Contre-indication. — *Pleurésies purulentes.*

SÉRUM ANTIPNEUMONIQUE.

Nature de l'agent thérapeutique. — A) Sérum d'animal préalablement immunisé. — B) Sérum de convalescent pneumonique.

A. Sérothérapie animale.

Nature de l'agent thérapeutique, préparation. — La pneumotoxine (Foa, G. et F. Klemperer),

---

[1] MARCOU, L'autosérothérapie pour activer la résorption des épanchements pleuraux (*Presse médicale*, 4 septembre 1909).

obtenue par la précipitation des cultures à l'aide de sulfhydrate d'ammoniaque ou d'alcool absolu, injectée en solution à petites doses et modifiée par la chaleur, produit presque sans réaction l'immunité chez les lapins.

Même résultat par des inoculations répétées du virus atténué vieux ou de faibles doses de virus fort (Römer [1]).

Les produits antitoxiques ne se développent qu'après quelque temps.

On peut utiliser aussi (Lava) des extraits glycérinés d'organes d'animaux immunisés.

Mode d'administration. — Injection sous-cutanée.

Dose. — 4 à 9 centimètres cubes de sérum de sang de lapin immunisé ou d'extrait de viscères, ou 4 à 5 centimètres cubes de sérum de chien dans les mêmes conditions.

Répéter quotidiennement.

Effets. — A. *Locaux.* — Presque nuls.

B. *Généraux.* — Diminution du pouls.

Résolution hâtive [1].

B. **Sérothérapie humaine** (Audeoud).

Nature de l'agent thérapeutique, préparation. — Il s'agit plutôt d'hémothérapie. Sang extrait de la veine, au pli du coude, chez un convalescent.

Mode d'administration. — Injection sous-cutanée (cuisse) ou transfusion directe (Audeoud).

---

[1] BECQ, Recherches sur la fréquence de la septicémie pneumococcique et sur la valeur du traitement par le sérum antistreptococcique de Römer dans la pneumonie lobaire franche (*Académie royale de médecine de Belgique*, 29 mai 1909).

Dose. — 2 à 3 centimètres cubes.

Effets. — Crise pneumonique au bout de treize à quinze heures, chute définitive de la température.

SÉRUM ANTIPRURIGINEUX.

Nature de l'agent thérapeutique. — Sérum de femme au moment de l'accouchement.

Dose. — 20 centimètres cubes.

Mode d'administration. — Injections sous-cutanées, même intra-veineuses, mais ces dernières ne paraissent pas plus efficaces.

Indications. — *Urticaire* [1], *herpès, impétigo herpétiforme.*

SÉRUM ANTIRABIQUE.

Mode de préparation. — Sur des moutons, chaque semaine injection intraveineuse d'une certaine quantité d'émulsion filtrée d'encéphale de lapin rabique. On peut obtenir un sérum plus actif (A. Marie [2]) en forçant les doses d'émulsion et en rapprochant les inoculations. On prépare ainsi un sérum dont 1 centimètre cube neutralise jusqu'à 40 fois son volume d'émulsion virulente centésimale. Les moutons ainsi préparés avaient reçu de 20 à 50 encéphales de lapins rabiques.

Mode d'action et effets. — Ce sérum renforcé n'a pas de pouvoir névrotoxique pour le lapin.

Administré seul aux animaux, action préventive retardante sur l'évolution de la rage.

---

[1] Linser (Tubingen), Quelques cas d'urticaire guéris par le sérum humain (*Medizinische Klinik*, 1911, n° 4).

[2] A. Marie, De l'activité des sérums antirabiques (*Société de biologie*, 2 février 1907).

SÉRUM ANTIRHUMATISMAL (G. Rosenthal[1]).

Principe de la méthode. — Dans le sang de rhumatisants on peut isoler presque constamment un bacille anaérobie découvert par Achard, et qui cultive en tubes de lait scellés. Ce microbe comprend deux variétés, la variété banale du bacille perfringens et la variété spécifique ou rhumatismale ou anhémo-bacille du rhumatisme. En le faisant passer de la vie anaérobie à la vie aérobie on obtient son atténuation.

Nature du médicament. — Sérum de cheval immunisé contre la bactérie anaérobie de l'hémobioculture.

Injection intraveineuse à des chevaux de culture en ballons de lait d'abord aérobies, puis anaérobies. On contrôle l'innocuité et la valeur sur le cobaye. Le pouvoir préventif dépasse rapidement 1 p. 15 000 et même 1 p. 176 000 (Thiroloix).

Mode d'administration. — Injections sous-cutanées.

Dose. — 40 à 60 centimètres cubes.

Associé le plus souvent au salicylate de soude, à l'électrargol, à l'électropalladol.

L'adjonction de 2 grammes par jour de chlorure

---

[1] GEORGES ROSENTHAL, Premiers essais de sérothérapie et de vaccination antirhumatismales, modifications apportées à l'évolution du rhumatisme articulaire aigu par le sérum de chevaux immunisés contre la bactérie anaérobie de l'hémobioculture (sérum R), le wrigthvaccin du rhumatisme (*Société de l'internat des hôpitaux de Paris*, juillet 1909).

de calcium diminue la fréquence des accidents sériques (Netter).

Effets. — Action limitée au rhumatisme articulaire aigu franc généralisé, nulle sur les pseudo-rhumatismes infectieux.

Action sur les *phénomènes articulaires*, sur les *manifestations viscérales* nerveuses (rhumatisme cérébral, chorée), rénales.

Souvent arrêt du processus fébrile.

Indication [1]. — *Rhumatisme* articulaire aigu, en particulier *localisations viscérales*, albuminurie, iritis, chorée, endocardite, forme pseudo-grippale.

SERUM ANTISPLÉNOMÉGALIQUE [2].

Mode d'administration. — Injection sous-cutanée.

Dose. — 5 à 10 centimètres cubes tous les huit jours.

Effets. — 1° *Généraux*. — Retour de l'appétit, des forces, diurèse, modification de l'anémie et de la cachexie.

2° *Locaux*. — Retour de la rate à sa dimension normale.

Indications. — *Splénomégalie* en général, cachexie splénomégalique, impaludisme.

SÉRUM ANTISTAPHYLOCOCCIQUE (Capman).

Préparation. — Injections aux animaux de toxine staphylococcique ou leucocytine (Van der Velde).

---

[1] G. ROSENTHAL, Sérothérapie et vaccination contre le rhumatisme articulaire (*Presse médicale*, 23 avril 1910).

[2] BERTHOLON et DUCLOUX (Tunis), Traitement de la splénomégalie et de la cachexie des pays chauds par la sérothérapie (*XVI⁰ Congrès international de médecine*, Budapest, 29 août-7 sept. 1909).

Mode d'action. — Il empêche la leucocytine d'altérer les leucocytes.

Indications. — Toutes les *affections à staphy-locoques*.

SÉRUM ANTISTREPTOCOCCIQUE.

Nature de l'agent médicamenteux. — Sérum d'animaux : chevaux, ânes, préalablement immunisés par des inoculations de cultures virulentes de strep-tocoque.

Dose. — Chez l'adulte, de 10 (Marmorek) à 20, à 60 centimètres cubes (H. Roger, Charrin), et chez l'enfant 5 centimètres cubes.

Mode d'action. — Action sur le microbe (H. Roger), action atténuante ou empêchante, suivant la dose et les conditions du moment.

Effets. — Arrêt des affections à streptocoques; *l'action préventive* serait plus *manifeste*.

Baisse de la température.

Amendement des autres symptômes généraux.

Rétrocession des lésions locales.

Indications. — Toutes les *infections à strepto-coques*, et en particulier *fièvre puerpérale, érysipèle* des adultes, *érysipèle* des nouveau-nés, *angines pseudo-membraneuses à streptocoques*.

Cancer, principalement en injections dans le néoplasme même (Emmerich).

Charbon (chez les cochons d'Inde).

Lupus, tuberculose, morve, syphilis.

Complications de la *rougeole*, de la *scarlatine*[1].

---

[1] JOCHMANN, Idées nouvelles sur le traitement de la scarlatine, *Deut. med. Wochenschrift*, 12 mai 1910).

SÉRUM ANTISYPHILITIQUE.

A. Sérothérapie animale (P. Tommasoli).

Principe de la méthode. — Rendre réfractaire par le sang d'un animal réfractaire.

Nature de l'agent médicamenteux. — Sang d'agneau, de veau, de chien ou de lapin, dont on recueille aseptiquement le sérum.

Mode d'administration. — Voie sous-cutanée.

Lieu d'élection. — A la fesse.

Dose. — Injections renouvelées, mais espacées, de 2 à 8 centimètres cubes chacune, parfois tous les jours, ou bien tous les deux ou trois jours.

Effets. — A. *Généraux.* — Après l'injection, *ascension* thermique jusqu'à 40°, de courte durée, parfois simulant l'influenza.

Signes de dépression, avec sensation de faiblesse, pâleur de la face ou shock.

B. *Locaux.* — Localement, un peu d'induration. Éruptions ortiées.

B. Sérothérapie humaine ou syphilotoxique (Pellizari).

Principe de la méthode. — Le sérum provenant du sang d'un syphilitique est supposé bactéricide.

Nature de l'agent médicamenteux. — Sang de sujets syphilitiques, dont on prend le sérum (Pellizari).

Autre procédé : faire passer ce sérum par un animal, dont on extrait du sang et du sérum (Mazza). Cette manière de faire combine les deux méthodes de sérothérapie (Ch. Richet).

On fait l'injection huit jours après l'inoculation du chien.

Dose. — Injections répétées tous les trois jours, puis tous les jours, à la dose d'un demi à 1 centimètre cube chaque fois.

Effets, résultats. — Encore à l'étude.

SÉRUM ANTISYPHILITIQUE DE QUÉRY.

Principe de la méthode. — D'après les recherches personnelles de Quéry [1], le tréponème pâle ne serait pas la forme primordiale de l'agent spécifique de la syphilis; mais un bâtonnet dont le spirille de Schaudinn et Hoffmann n'est qu'une forme d'involution.

C'est de ce bâtonnet que part Quéry.

Nature de l'agent thérapeutique et mode de préparation. — Le singe sert d'animal de préparation.

Mode d'administration. Doses. — *Injections hypodermiques* : elles se pratiquent *quotidiennement*, à la dose de 1 centimètre cube jusqu'à 5 centimètres cubes et 10 centimètres cubes.

On peut les renouveler jusqu'à vingt-cinq fois.

Effets.—**A.** *Locaux.*— Parfois un peu d'érythème et des démangeaisons, qui ne se prolongent pas au delà de vingt-quatre heures en général.

B. *Généraux.* — Modification profonde de la courbe d'élimination des éléments normaux de l'urine (H. Hallopeau [2]). Déperdition en matières

---

[1] QUÉRY, Sur le microbe de la syphilis (*Société de biologie*, 9 mars 1907).

[2] H. HALLOPEAU, Sur le sérum de Quéry et son emploi dans le traitement de la syphilis (*Comptes rendus de la Société de biologie*, 21 décembre 1907).

minérales, et en phosphates en particulier, dimi-
nuée.

Mode d'action. — Pour H. Hallopeau, « les
troubles apportés par ces injections dans la crase
sanguine font de l'organisme un milieu de culture
moins favorable au développement du parasite et
amènent ainsi l'atténuation de ses manifestations ».

SÉRUM ANTITÉTANIQUE.

Nature de l'agent thérapeutique. Préparation. —
1º Culture tétanique filtrée contenant le poison
tétanique.

2º Pour obtenir un animal immunisé, on choisit
la poule, espèce réfractaire, et on lui inocule de
fortes doses de poison tétanique, ou bien on prend
des animaux non réfractaires qu'on immunise par
des injections progressives de poison tétanique
mélangé au trichlorure d'iode ou à la solution de
Gram, à raison de 5 de poison pour 1 de solution.

Mode d'administration. — Injection sous-cutanée,
injection intraveineuse, injection intrarachidienne et même intracranienne (Demoulin, Delbet).

Dose. — A. *Préventif*, 10 centimètres cubes.
B. *Curatif* (?), 50 et 100 centimètres cubes.

Effets. — Jusqu'ici, *action préventive* seulement,
dont certains même discutent la valeur réelle,
faute de critérium (Reynier!), mais qui semble-
rait cependant jugée assez favorablement à l'aide

---

[1] *Société de chirurgie*, discussion, 16 avril et 17 juillet 1907.

des statistiques (Bazy, Demoulin, Biron et Pied[1]);
action curative plus problématique, mais cependant envisagée comme réelle d'après certains faits
(Guinard[2], Martin[3]).

Toutefois, on doit noter que, depuis l'usage prophylactique du sérum antitétanique dans la pratique vétérinaire, le tétanos a disparu de celle-ci.

Indications. — *Tétanos*, mais il faut agir *le
plus tôt possible*. Comme préventif dans les *plaies
souillées* par des chevaux.

Étant donné le doute qui plane sur l'efficacité,
tant prophylactique que curative, du sérum antitétanique, il faut, dès l'apparition du moindre
signe, même fruste, de tétanos, joindre aux injections dont on continue la pratique l'administration de l'*hydrate de chloral à haute dose*, c'est-à-
dire 12 à 18 grammes, au moins (Reynier), avec
en plus isolement loin du bruit et de la lumière.

Au sujet de l'action du sérum antitétanique,
Delbet[4] a fait une remarque importante, qui est
la suivante : le sérum antitétanique appartient à
la catégorie des sérums antitoxiques; il neutralise
l'action de la toxine sur le système nerveux, mais
il laisse persister le bacille tétanique. Cette neutralisation de la toxine ne s'exerce pas au delà d'une

---

[1] BIRON et PIED, Injection prophylactique du sérum antitétanique (*Académie de médecine*, 28 mars 1911).

[2] GUINARD, *Société de chirurgie*, 9 avril 1907.

[3] L. MARTIN et H. DARRÉ, Un cas de tétanos subaigu traité
par les injections intraveineuses de sérum. Guérison (*Société
médicale des hôpitaux*, 25 juin 1909).

[4] DELBET, Suite de la discussion sur le tétanos (*Société de chirurgie*, 24 avril 1907).

huitaine à une dizaine de jours, grand maximum.

La protection ne dure donc que pendant ces dix jours au plus. D'où la conclusion de Delbet de *répéter les injections tous les huit jours* jusqu'à cicatrisation complète de la plaie. Même conclusion de Vincent[1].

SÉRO-LACTOTHÉRAPIE ANTISPASMODIQUE.

Principe de la méthode. — Faire passer dans le lait (femme, chèvre, vache) les principes que l'on veut utiliser en thérapeutique.

On comprend combien largement peut s'ouvrir ce chapitre.

On a déjà prescrit des laits phosphatés, iodés, arsenicaux, ferrugineux, mercuriels; on peut en imaginer d'autres, que la pratique a plus ou moins retenus.

Plus récemment, on a songé à faire passer dans le lait les principes actifs de certains sérums.

Lactothérapie anticoquelucheuse et antispasmodique.

Principe de la méthode. — Après avoir traité des enfants atteints de coqueluche par des injections de 10 centimètres cubes de *sérum antitétanique* avec un certain succès, M. Bloch[2] guérit assez rapidement deux jumeaux au sein par l'inoculation du même sérum à la mère, sans injection aux enfants.

D'où l'idée d'obtenir un lait thérapeutique.

---

[1] VINCENT, L'étiologie du tétanos et sa prophylaxie (*Académie de médecine*, 15 octobre 1907).

[2] MAURICE BLOCH, *Société de biologie*, 1908.

Nature et mode de préparation. — Injecter à des chèvres ou à des vaches 10 centimètres cubes de sérum antitétanique.

Administration. — Donner le lait des animaux préparés ainsi comme alimentation ordinaire, mais, pour éviter l'accoutumance, faire des intermittences.

Dose. — 200, 300 à 500 grammes par jour, selon l'âge.

Effets. — Le sérum antitétanique et le lait des femelles animales injectées avec ce sérum agissent comme antispasmodiques, en même temps que comme spécifiques, contre l'infection tétanique.

Résultats. — Dans la coqueluche, atténuation rapide des quintes. De même dans d'autres affections spasmodiques.

Indications. — *Coqueluche* principalement, mais aussi *spasme de la glotte, asthme, hémiplégie spasmodique.*

SÉRUM ET LAIT ANTITHYROÏDIEN.

Principe de la méthode. — Elle paraît résulter des faits suivants :

1º Il existe un réel antagonisme entre le myxœdème et le goitre exophtalmique.

2º Une toxine existant dans le myxœdème aurait son antitoxine en excès dans le goitre exophtalmique ; on a donc cherché un traitement physiologique et pathogénique dans ce sens.

Mode de préparation et nature de la médication. — On prépare des animaux : mouton, chèvre, auxquels on enlève le corps thyroïde.

Six semaines environ après l'opération, on pré-

lève du sérum, soit en nature, soit mélangé à de
la glycérine (Carrion).

Ou bien on administre le lait de l'animal soit en
nature, soit desséché et mélangé à du sucre de
lait par parties égales.

Dose. — Sérum antithyroïdien, 0cc,6 à 5 centimètres cubes par jour, en ingestion.

Indication. — *Goitre exophtalmique.*

SÉRUMS ANTITUBERCULEUX.

A. **Sérum naturel d'animal.**

Principe de la méthode. — Par l'injection de sang
ou de sérum d'animaux généralement réfractaires
à la tuberculose, faire passer cet état réfractaire
chez le malade.

Nature de l'agent médicamenteux. — Sang de
chèvre (S. Bernheim), de chien (Richet et Héri-
court), ou sérum.

Mode d'administration. — Injections sous-cutanées (sérum) ou profondes (sang).

B. **Sérum antituberculeux du Dr Viguier de
Maillane** (de Nîmes).

Principe de la méthode. — 1o La tuberculisation
des poules par ingestion de produits tuberculeux,
crachats ou autres, apparaît comme négative
(Straus et Wurtz, Nocard). L'inoculation même
n'y réussit pas. Les poules ainsi inoculées par le
Dr Viguier[1], pendant plus de deux mois, avec 1 cen-

---

[1] H. VIGUIER DE MAILLANE (de Nîmes), Rapport sur les Mémoires présentés à la Commission de la tuberculose par le
Dr HÉRARD (*Académie de médecine*, 22 janvier 1907).

timètre cube de cultures de bacilles excessivement virulents et à cinq, six et huit reprises différentes et de huit en huit jours, restèrent réfractaires, résultat confirmé par l'autopsie des animaux.

2° Dans le sérum de poule, la culture de bacille de Koch ne pousse pas.

De là l'application thérapeutique.

Nature de l'agent médicamenteux. — Sérum de poule.

Dose. — 5 à 10 centimètres cubes.

Mode d'administration. — Injections intramusculaires pratiquées à la région dorsale inférieure ou à la région fessière.

Effets. — *Locaux.* — Peu intenses.

Généraux. — Réaction thermique, soit poussée fébrile, soit abaissement thermique momentané.

Pas de réaction du côté du poumon.

Résultats. — Amélioration de l'état général, diminution de la toux, des sueurs, de l'insomnie.

C. **Sérum humain.**

Principe de la méthode. — On emprunte (Bloch) le sang à un congénère du malade, indemne de tuberculose, y semblant réfractaire, non syphilitique, et autant que possible arthritique.

D. **Sérum d'animal rendu réfractaire.**

Nature de l'agent médicamenteux. — A un animal : chien, âne, cheval (Marigliano), on injecte les substances toxiques retirées des cultures pures de tuberculose humaine.

Mode d'administration. — Voie sous-cutanée.

E. **Sérum tuberculiné** (Boinet, de Marseille).

Principe de la méthode. — Rendre l'organisme réfractaire à l'aide d'un sérum modifié par les produits solubles du microbe.

Nature de l'agent. Préparation. — Sur une chèvre bien portante, injections sous-cutanées de tuberculine ; la réaction passée, on prélève du sang dont on tire le sérum.

Mode d'administration. — Injections sous-cutanées.

F. **Sérum et vaccin antituberculeux** (A. Marmorek).

Nature de l'agent thérapeutique. — Au lieu de partir de la tuberculine, qui ne serait que la toxine préparatoire, on part de la *tuberculine-réaction*, obtenue par culture de bacilles primitifs sur sérum leucotoxique du veau et de bouillon de foie glycériné. On immunise les animaux et on prend leur sérum.

Pour le vaccin, on ajoute au sérum antituberculeux des bacilles traités par le sérum leucotoxique et chauffés.

Mode d'administration. Dose. — Injections sous-cutanées à 1/4 et 1/5 de centimètre cube et monter jusqu'à 5 centimètres cubes et mieux par la *voie rectale* (G. Petit[1]) 5, 10, 15 centimètres cubes; on continue pendant trois semaines, et on arrête une

---

[1] PETIT, Le sérum antituberculeux de Marmorek (*Société internationale de la tuberculose*, 8 mars 1907). — Ch. MONOD, Sur le sérum antituberculeux de Marmorek (*Académie de médecine*, 14 janvier 1909).

semaine. On reprend ensuite de même. Nécessité de traitement prolongé[1].

Action. — Pouvoir spécifique sur le bacille tuberculeux faible[2], mais :

1° *Modifications hématologiques*, traduisant la défense de l'organisme activée :

Leucocytose qui disparaît en une quinzaine de jours ;

Relèvement du nombre des hématies à la normale ;

Relèvement de la valeur globulaire à l'unité.

2° *Amélioration des symptômes dits d'intoxication* :

Diminution des troubles digestifs ;

Diminution ou disparition de la dyspnée, de la tachycardie, des sueurs, de l'insomnie ;

Augmentation du poids ;

Amélioration de l'état général.

En résumé : action surtout antitoxique, plutôt que spécifique sur le bacille tuberculeux.

Indications. — *Tuberculose* sous toutes les formes, tuberculoses locales, tuberculoses laryngées[3].

G. Sérum de Lannelongue, Achard et Gaillard.

Nature. — Sérum d'âne immunisé progressivement par des injections de cultures.

Doses. — 5 et 10 centimètres cubes tous les deux

Mongour, Traitement de la tuberculose pulmonaire par le sérum de Marmorek (*Académie de médecine*, 20 juin 1911).

[2] G. Roque et Nové-Josserand (Lyon), Essai de traitement de la tuberculose pulmonaire par le sérum antituberculeux de Marmorek (*Presse médicale*, 9 mars 1910).

[3] G.-A. Weil, Les effets du sérum antituberculeux de Marmorek dans la tuberculose laryngée (*Société de laryngologie, d'otologie et de rhinologie de Paris*, 8 novembre 1907).

14.

jours, 500 à 1000 centimètres cubes en six à douze mois (G. Kuss).

Effets. — PETITS ACCIDENTS LOCAUX. — OEdème localisé, gonflement ganglionnaire, érythème local, par exception généralisé plus ou moins, accompagnés dans les vingt-quatre heures de douleurs locales, de malaises, d'élévation thermique modérée.

Ces accidents :

1º Ne sont pas en relation avec la gravité de la tuberculose du sujet (G. Kuss) ;

2º Sont plutôt imputables aux modifications du sérum provoquées chez l'animal par l'injection de la toxine tuberculeuse (nature des anticorps formés, période de réaction), d'où toxicité spéciale ;

3º Sont en rapport avec de très grandes différences individuelles en face du sérum ;

4º Anaphylaxie parfois dans les accidents progressifs, mais non dans les subits.

H. Sérum de Vallée.

Nature et préparation. — Microbes et poisons microbiens de bacilles d'origine équine inoculés aux bovidés, tels que les produisent les cultures sans chauffage, ni modification (antimicrobien, antitoxique, antiendotoxique).

Recueillir le sérum sur l'animal un mois après la dernière injection, le chauffer à 56 degrés durant une heure à quatre reprises, le conserver six mois à la glacière, ces dernières manipulations, dans le but de détruire la toxicité normale du sérum et de réduire les chances d'anaphylaxie.

Accidents. — Quelquefois *éruptions sériques internes*.

I. Sérum d'Arloing.

Nature et préparation. — Culture de bacille sur pomme de terre de virulence variable, injectée sous la peau de la chèvre, du mouton, du bœuf. Emploi du sérum de ces animaux.

J. Sérum de Jousset.

Nature et préparation. — Mélange de bacilles et de dérivés bacillaires injecté à des chevaux. Sérum de ces chevaux.

SÉRUMS ANTITYPHOÏDIQUES, SÉRUMS ANTI-TYPHIQUES.

Principe de la méthode. — Produire un état réfractaire au bacille typhique ou neutraliser ses produits.

Nature de l'agent thérapeutique. — Sérum d'animal inoculé avec des cultures typhiques.

A. Sérum de Chantemesse [1].

Préparation du sérum. — En deux temps : 1° Après avoir obtenu une culture en voile dans du bouillon de rate de bœuf avec large contact de l'oxygène, recueillir au bout de sept jours la toxine fabriquée qui s'élabore au-dessous de la culture avec le liquide de culture ; centrifuger après chauffage à 55°.

---

[1] CHANTEMESSE, Sérothérapie de la fièvre typhoïde (opsonisation antityphoïde) (*XIV° Congrès international d'hygiène et de démographie*, Berlin, septembre 1907).

2° Injecter aux chevaux pendant très longtemps, alternativement dans les veines, une émulsion de bacille typhique, et de la toxine typhoïde soluble sous la peau. Les injections sont espacées, car il se produit à la suite une forte réaction.

Le meilleur sérum provient de chevaux en voie d'immunisation depuis plusieurs années ; il peut se conserver longtemps à l'abri de la lumière et de l'oxygène.

Une fois l'animal préparé, quand il ne réagit plus à une nouvelle injection, c'est au bout de vingt jours que le sérum qu'on en tire a son plus grand pouvoir préventif.

B. Sérum de Meyer et Bergell[1].

Ces auteurs retirent les bacilles typhiques d'une culture additionnée d'acide chlorhydrique et les laissent macérer pendant vingt-quatre heures, puis filtrent. Le filtrat n'a plus les propriétés toxiques qu'il montrait lorsque la culture de bacille d'Eberth avait été effectuée sans addition d'acide chlorhydrique.

C. Sérum antityphique de Rodet et Lagriffoul[2].

Préparation. — Immunisation d'animaux à l'aide d'injections de cultures de bacilles vivants, vieillies et chauffées, puis additionnées d'un complément neuf.

---

[1] MEYER et BERGELL, Sérum antityphique (*XXIV° Congrès allemand de médecine*, Wiesbaden, 15-18 avril 1907).

[2] RODET et LAGRIFFOUL, Sérum antityphique (*Congrès français de médecine*, 9° session, octobre 1907, Paris).

Mode d'action. — Action bactéricide déjà à l'état frais ; mais pas d'une façon constante, comme lorsqu'il est vieilli.

Préventif dans les expériences chez les animaux.

Dans le sérum se développent à la fois une antitoxine utile et une substance empêchante nuisible.

On peut éviter l'inconvénient de cette dernière, en calculant la quantité de sérum à injecter.

Mode d'administration. — Injections sous-cutanées.

Dose. — Avec le sérum de Meyer et Bergell, quotidiennement 20 centimètres cubes de sérum de chien ou de cheval immunisé suffisent comme dose habituelle.

Plus le malade est malade et plus faible doit être la dose du sérum injecté (Chantemesse).

La durée de l'action du sérum est d'environ dix jours. On répétera l'injection après ce temps.

Le sérum agit surtout en exaltant la phagocytose. On en trouve la preuve par l'établissement de l'index opsonique. La destruction des bacilles typhiques met en circulation une abondance plus ou moins forte de substances pyrétogènes. C'est donc la méthode opsonique qui doit guider dans la fixation de chaque dose.

Injecter le plus tôt possible.

Avec le sérum de Chantemesse, la quantité varie selon le temps de préparation du cheval : quelques gouttes avec des animaux préparés depuis des années.

Mode d'action. — Neutralisation du poison typhique ou stimulation des éléments anatomiques.

Effets. — A. *Locaux.* — A la seconde injection, il se forme un peu de tuméfaction locale, mais pas à la première.

B. *Généraux.* — A partir du troisième jour après le début des injections, on verrait se produire une rémission matinale de la fièvre. Vers le deuxième ou le troisième septénaire, la température redeviendrait normale.

On n'aurait pas encore noté d'érythème, ni d'albuminurie.

Résultats. — La mortalité étant de 17 p. 100 dans les services hospitaliers qui n'emploient pas le sérum antityphique, tombe à 4,5 p. 100 dans les salles où le sérum fait partie du traitement (Chantemesse).

Le reste du traitement, bains froids à 24° ou 30°.

Indications. — *Fièvre typhoïde.*

SÉRUM ANTIURINEUX OU ANTICOLIBACILLAIRE (Albarran-Mosny).

Sérum d'animaux vaccinés contre le *Bacterium coli.*

Indication. — *Infections urinaires.* Voir : *vaccin anticolique.*

SÉRUM ANTIVARIOLIQUE.

Principe de la méthode. — Théoriquement, comme déjà l'avaient montré Maurice Raynaud et George M. Sternberg, la possibilité de cette immunisation par le sérum est réelle.

Nature de l'agent médicamenteux. — Sur un veau vacciné, après la fin de tous les phénomènes locaux, on prélève par une saignée 1 litre de sang, qu'on laisse reposer pour en retirer le sérum.

Ce sérum, filtré, privé de tout élément cellulaire, est capable, à la dose de 2 centimètres cubes, de rendre inerte 1 centimètre cube de lymphe vaccinale, comme on peut s'en assurer par des inoculations sur les animaux.

Mode d'administration. — Injections sous-cutanées.

Dose. — 15 à 30 centimètres cubes, selon l'intensité de l'éruption variolique.

Indications. — *Variole.*

SÉRUM ANTIVENIMEUX (Calmette).

Principe de la méthode. — L'immunité envers les morsures de serpents s'obtiendrait par l'emploi du sang de l'animal dangereux. Ce serait le moyen même par lequel chaque reptile venimeux est préservé contre sa propre morsure ou celle de ses congénères (Phisalix).

Nature de l'agent thérapeutique. — On utilise le sang du serpent en nature ou seulement le sérum ou mieux le sérum de cheval préparé.

Mode d'administration. — L'injection sous-cutanée est le mode d'emploi préféré (Fraser). Toutefois la friction sur la peau de l'homme avec la peau d'un serpent récemment tué serait suffisante à protéger contre les accidents, d'après les faits recueillis aux Indes orientales (Stokvis).

Dose. — A. *Prophylactique.* — On injecte des doses fractionnées.

B. *Curative.* — 20 à 100 centimètres cubes autour de la morsure après ligature du membre ou mieux dans les veines.

Entretenir la respiration artificielle et réchauffer l'individu mordu[1].

Mode d'action. — Il y aurait plutôt action chimique que physiologique.

Effets. — A. *Locaux.* — Ceux des injections sous-cutanées de sérum.

B. *Généraux.* — Quelquefois réaction fébrile.

Le sujet est immunisé seulement contre le venin du reptile avec le sang duquel on l'a injecté, mais moins efficacement (Arthus)[1] contre le venin des autres serpents.

Indications. — *Morsures de serpent*, mais pas efficace contre les morsures de vipères.

SÉRUM ANTIVOMITIF, ANTITOXIQUE DE LA GROSSESSE[2].

Principe de la méthode. — Provoquer par injection de sérum normal de femme enceinte normale

---

[1] MAURICE ARTHUS (Lausanne), Études sur la sérothérapie antivenimeuse (*Presse médicale*, 23 juillet 1910), et la spécificité des sérums antivenimeux (*Académie des Sciences*, 7 août 1911).

[2] LE LORIER, Traitement des vomissements graves de la grossesse par les injections de sérum de femme enceinte normale (*Académie de médecine*, 25 juillet 1911).

les réactions organiques favorables à la désintoxication.

Nature de l'agent. — Sérum provenant du sang prélevé par saignée sur une multipare saine, normale, près du terme.

Mode d'administration. — Injection sous-cutanée.

Doses. — 12 à 15 centimètres cubes, répéter si besoin.

Résultats. — Diminution et cessation des vomissements ou des autres accidents autotoxiques, retour du pouls à la normale, reprise de poids.

Indications. — *Vomissements incoercibles, dermatoses* et toutes *affections de la grossesse d'origine toxique.*

SÉRUM DU RHUME DES FOINS ET DE L'ASTHME [1].

Principe de la méthode. — La fièvre des foins proviendrait de l'irritation de la muqueuse nasale par le pollen, qui contiendrait une toxalbumine irritante (Dunbar).

Nature du médicament. — Sérum provenant d'animaux (canards) qui ont reçu dans le péritoine des pollens et des poussières végétales variés.

Mode d'administration. — Instillation dans les fosses nasales.

Résultats. — Prévient les crises.

Échecs. — Inefficacité, si la crise tient à un pollen non injecté aux animaux.

---

[1] L. BILLARD et L. MALLET, Sérothérapie contre le rhume des foins et l'asthme (*Gazette des hôpitaux*, 6 mai 1909).

Il y aurait une spécificité.

Donc faire entrer le plus d'espèces végétales possible dans la préparation.

Indications. — *Asthme des foins, asthme essentiel.*

SÉRUMS ARTIFICIELS.

Pour les formules des anciens sérums artificiels (solutions de chlorure de sodium ou de sels divers), voir les éditions antérieures, en particulier celle de 1909.

SÉRUM OSTÉO-GÉNÉTIQUE.

Nature du médicament [1].

Sérum gélatiné	29 parties.
Chlorure de calcium	1 partie.

Mode d'administration. — Injection intramusculaire (fesse).

Dose. — 5 à 10 centimètres cubes.

Indications. — *Retard de consolidation* des fractures, *destruction des épiphyses dans l'ostéomyélite*, etc.

VACCINS, VACCINOTHÉRAPIE.

Principe général de la vaccinothérapie [2]. — Provoquer dans l'organisme la formation de substances protectrices contre l'infection par l'injection de bactéries de cette infection ou d'une affection analogue ou de toxines bactériennes, les microbes eux-mêmes ayant été tués, d'où immunité active

---

[1] G. ANZILOTTI, Action ostéo-génétique du chlorure de calcium en sérum gélatiné (*Clinica chirurgica*, février 1909).

[2] MILLER, Bacterial vaccines (*Therapeutic Gazette*, n° 6, 15 juin 1910).

à l'égard du virus ou du microbe injecté. Mais la méthode exige qu'on sache la nature exacte de l'infection. Il doit donc y avoir diagnostic spécifique préalable.

La sérothérapie ne confère qu'une immunité passive, de moins longue durée.

En général, le microbe provenant du malade lui-même donne le meilleur vaccin; mais souvent les vaccins préparés à l'avance ou *stock-vaccins* suffisent, au moins pour commencer.

VACCIN ANTICOLIQUE. — VACCINOTHÉRAPIE DU BACTÉRIUM COLI.

Nature et préparation du vaccin. — Culture sur agar du bacterium coli prélevé aseptiquement dans la vessie du malade[1].

Suspension d'une culture de vingt-quatre heures dans 1/2 p. 100 d'eau phéniquée. Chauffer une heure jusqu'à 60°.

Calculer le nombre de bacilles par centimètre cube, soit par numération directe, soit en étalonnant, par le pouvoir pénétrant comparé de la lumière dans deux échantillons: l'un connu, l'autre à vérifier.

Dose. — 100 à 500 millions jusqu'à 1 milliard, mais les hautes doses sont dangereuses au moins temporairement.

Se baser plus sur les symptômes cliniques que sur l'indice opsonique.

---

[1] OVE WULFF (Copenhague), La vaccinothérapie dans les infections par bacterium coli des voies urinaires (*Presse médicale*, 7 février 1910).

Mode d'administration. — Injections sous-cutanées, au bras le plus souvent.

Effets. — Amélioration ou guérison des infections urinaires.

Retour de l'état général à la normale.

Indications. — *Infections à bacterium coli, cystites, pyélonéphrite*, etc.

VACCIN ANTIGONOCOCCIQUE.

Nature de la préparation. — 1° Ensemencement de tubes de gélose-ascite par un gonocoque d'urétrite aiguë.

2° Dans la culture abondamment poussée, introduire 50 centimètres cubes d'eau salée physiologique à 9 p. 1000 additionnée de 0,5 p. 100 d'acide phénique ou de lysol à 0,25 pour 100.

3° Agiter de façon à détacher la culture de la surface de la gélose.

4° Aspirer l'émulsion ainsi obtenue dans une pipette à boule et sceller les deux extrémités à la lampe.

5° Porter pendant une demi-heure au bain-marie à 70°.

6° Titrer l'émulsion par la numération des gonocoques et conserver à l'abri de la lumière.

Il n'est pas nécessaire d'employer le gonocoque même du malade[1].

Au bout d'un mois, il n'y a pas de différence

---

[1] C. Mainini (de Buenos-Aires), L'action du vaccin gonococcique sur les arthrites à gonocoques (*Presse médicale*, 16 janvier 1909).

d'action. On trouve préparées des ampoules à 5 et d'autres à 50 millions de gonocoques.

Dose. — De 100 à 300 millions de gonocoques[1].

Chez les enfants (vulvite), débuter par 15 millions, puis 60 millions et 100 millions.

De préférence, même chez l'adulte, doses faibles, 1 à 10 millions répétés tous les 5 à 7 jours, plutôt que doses fortes plus éloignées.

Mode d'administration. — INJECTIONS SOUS-CUTANÉES à la face externe de la cuisse, à l'abdomen, à la région interscapulaire ; pour les arthrites, près de l'articulation atteinte.

Effets. — 1° Réaction locale ; réaction au niveau des articulations ;.

2° Disparition des douleurs.

Résultats. — Du côté de l'écoulement, effet variable des premières injections ; au début exaspération.

L'index opsonique assez variable ne peut servir à guider l'indication thérapeutique.

Indications. — *Blennorragie aiguë* et surtout *accidents blennorragiques, épididymite, iritis, rhumatisme blennorragique, blennorragie chronique*, mais exclusivement *gonococcique*[2], *vulvo-vaginite des petites filles*[3].

---

[1] DIEULAFOY, Deux cas de septicémie gonococcique terminés par la guérison et aussitôt suivis de fièvre typhoïde. Essai de traitement de la septicémie gonococcique par le vaccin gonococcique (*Presse médicale*, 19 mai 1909).

[2] C. JARVIS, La vaccinothérapie des infections gonococciques (*Presse médicale*, 5 mars 1910).

[3] FR. SPOONER, CHURCHILL et Al. LOPER, *The Journal of the Amer. med. Association*, 1908, vol. LI, n° 16, p. 1298. — WILL. BUTTLER et J.-P. LONG, *Ibid.*

VACCIN ANTILÉPREUX OU LÉPROLINE (Rist).

Principe de la méthode. — Application de la vaccination analogue à celle de la tuberculine.

Nature de la préparation. — Culture du bacille lépreux. Par filtration, obtention de la toxine et concentration.

Mode d'administration. — Injection sous-cutanée.

Effets. — Réaction chez les lépreux analogue à celle de la tuberculine chez le tuberculeux.

Résultats. — Amélioration et guérison des lépreux.

Indications. — *Lèpre* en général.

VACCIN ANTINÉOPLASIQUE (Doyen).

Principe de la méthode. — D'après les recherches de Doyen, on trouve dans les néoplasmes de nature différente un microbe d'une façon constante : c'est le *Micrococcus neoformans* qui sert à fabriquer un vaccin.

VACCIN ANTIPESTEUX (Haffkine).

Conditions nécessaires (Chantemesse, Académie de médecine, 21 février 1911).

1° Il faut que la vaccination ait été pratiquée à deux reprises.

2° Que le sujet vacciné n'entre en contact avec des pestiférés que sept jours après la seconde injection[2]; pendant la première période, il serait,

---

[1] De Beurmann et Gougerot, Sur la léproline de Rist (*Société médicale des hôpitaux*, 6 décembre 1907).

[2] Abbatucci, Cas de peste survenu chez un individu injecté avec du vaccin de Haffkine (*Bulletin de la société médico-chirurgicale de l'Indo-Chine*, juin 1911).

au contraire, particulièrement sensible et infectable. Cet isolement importe au premier chef.

VACCIN ANTIPNEUMONIQUE.

Indications. — Surtout indiqué dans les *pneumococcies locales*, auriculaires, mastoïdiennes; mais dans la pneumonie lobaire, le résultat est plutôt mauvais.

VACCIN ANTIRHUMATISMAL (*Wrigth-vaccin*) (G. Rosenthal et Chazarain-Wetzel[1]).

Nature du médicament. — Émulsion de bacilles morts ou hémobioculture cultivés en milieux sucrés pour éviter la sporulation, repris, après centrifugation et plusieurs lavages, dans du sérum physiologique.

De préférence, microbe du malade lui-même prélevé par saignée aseptique et isolement de microcoques en amas ou diplocoques prenant le gram sur gélose sang (G.-A. Bannatyne et J. Lindsay[2]).

L'émulsion, dosée à 5 millions de bacilles par centimètre cube, donne une solution très claire.

---

[1] G. ROSENTHAL, Premiers essais de sérothérapie et de vaccination antirhumatismale, modifications apportées à l'évolution du rhumatisme articulaire aigu par le sérum de chevaux immunisés contre la bactérie anaérobie de l'hémo-culture (sérum R), Wrigthvaccin du rhumatisme (*Société de l'internat des hôpitaux de Paris*, juillet 1909). — Émulsion dans la solution saline physiologique du *Bacillus perfringens* et de l'anhémobacille du rhumatisme aigu. Les Wrigthvaccins du rhumatisme et des affections à *Bacillus perfringens* (*Société de biologie*, 9 juillet 1909).

[2] G.-A. BANNATYNE et J. LINDSAY, Le traitement de l'arthrite rhumatismale par les vaccins (*The british. méd. Journal*, 1911, 18 janvier, n° 2613, p. 192).

Dose. — 5 à 20 centimètres cubes. Répéter jusqu'à guérison.

Mode d'administration. — Injection sous-cutanée.

Action. — Le vaccin, inoffensif chez l'animal, habitue le phagocyte à lutter contre le bacille spécifique, d'où action surtout préventive.

Indications. — *Rhumatisme*, après l'emploi du sérum antirhumatismal contre les *rechutes* possibles, en dehors de l'attaque, comme prophylactique.

Affections à *Bacillus perfringens*.

Se combine avec le sérum antirhumatismal dit sérum R. *Pendant l'attaque* de rhumatisme articulaire, sérum R, salicylate de soude, électrargol; *en dehors de l'attaque* Wrigth-vaccin.

VACCIN ANTISTAPHYLOCOCCIQUE (Mauté [1]).

Nature du médicament. — Émulsion de culture sur gélose de microbes isolés du malade même, dans l'eau salée physiologique stérilisée par chauffage discontinu de trois heures à 53°, additionnée de quelques gouttes de lysol.

Dose. — 1 centimètre cube renfermant 250 millions de microbes, injecter 2 centimètres cubes d'emblée.

Répéter à cinq ou six jours d'intervalle au besoin, jusqu'à 45 injections.

Mode d'administration. — Injection sous-cutanée.

---

[1] A. MAUTÉ, Traitement de la furonculose par le vaccin staphylococcique (*Société de médecine de Paris*, 24 avril 1909).

Effets. — Augmentation de l'index opsonique ; mais guérison malgré la non-modification de l'index.

Arrêt des furoncles en cours, à moins d'application quand il y a suppuration.

Absence de nouveaux.

Indications. — *Furoncles* multiples surtout.

VACCIN ANTISTAPHYLOCOCCIQUE de l'acné comédon et de l'acné pustuleuse, bromique et toutes les acnés.

Nature de la préparation. — Émulsion de cultures de microbacille de Unna et Sabouraud pour l'*acné comédon.*

Émulsion de culture de staphylocoque doré, ou de staphylocoque blanc ou gris selon les cas pour l'*acné pustuleuse.* Dans les formes mixtes, mélange des deux.

On doit préférer une préparation contenant pour 1 centimètre cube 100 millions de staphylocoques tués par addition de 0,05 p. 100 de lysol [1].

On peut se servir du microbe même du sujet, mais aussi de la même espèce de microbe provenant du laboratoire, d'où la possibilité de préparer les émulsions à l'avance.

Dose. — 5 à 10 millions de microbes de l'acné répétés tous les cinq jours à dix jours.

120 à 225 millions tous les cinq, dix ou quinze jours.

---

[1] EM. SAALFELD (Berlin), Traitement des dermatoses par les vaccins (*Medizinische Klinik*, 1911, n° 9, 26 février, p. 375).

15.

On peut commencer par injecter 1/2 centimètre cube, soit 50 millions de staphylocoques, à la troisième injection, 100, avec possibilité de monter à 300 millions et même plus, s'il est nécessaire (Saalfeld). Une injection tous les 3, 4 ou 5 jours. Les petites doses ne servent qu'à tâter la susceptibilité, mais se montrent peu efficaces.

VACCIN ANTISTREPTOCCOCIQUE.

Nature de la préparation. — Émulsion de cultures du microbe du malade à cause des variétés nombreuses du streptocoque.

Mode d'administration. — Comme les autres vaccins bactériens, mais le contrôle opsonique est nécessaire.

Indications. — *Endocardite à streptocoque, érysipèle, scarlatine* [1].

VACCINS ANTITUBERCULEUX OU TUBERCULINES. — TUBERCULINOTHÉRAPIE.

Principe de la méthode. — Le principe même du traitement de la tuberculose par une tuberculine repose essentiellement sur l'utilisation thérapeutique du bacille tuberculeux et de ses produits sous forme de vaccin.

TUBERCULINES DE KOCH [2].

**Nature et mode de préparation de l'agent théra-

---

[1] A. LASSUEUR (Lausanne), Traitement de l'acné pustuleuse par les vaccins (*Annales de dermatologie et de syphiligraphie*, juillet 1910, n° 7, p. 377).

[2] R. VERHOOGEN, Traitement de la tuberculose pulmonaire par les tuberculines de Koch (*Société des sciences médicales et naturelles de Bruxelles*, 3 mai 1909).

peutique. — PREMIÈRE TUBERCULINE DE KOCH
(T. A.). — Extrait de bacilles tuberculeux par
concentration au bain-marie jusqu'à réduction
au 1/10e d'une culture sur bouillon glycériné à
5 p. 100.

Elle contient 50 p. 100 de glycérine.

On injecte bouillon et bacille chauffés.

DEUXIÈME TUBERCULINE DE KOCH (E. B.). —
Même préparation, mais avec un bouillon alcalinisé
pour désagréger les bacilles ; elle représente des
bacilles tuberculeux, tués par la chaleur à 115°, desséchés, puis broyés dans un mortier d'agate et
émulsionnés dans partie égale d'eau distillée. Le
liquide centrifugé qui surnage est additionné de
son poids de glycérine. La préparation représente
10 milligrammes par centimètre cube.

TROISIÈME TUBERCULINE DE KOCH (T. R.). — Même
préparation que la deuxième, mais centrifugeage
de l'extrait, d'où séparation en deux couches T. O.
et T. R. ; T. R. possède une plus grande activité.

TUBERCULINE DE L'INSTITUT PASTEUR DE PARIS. —
On la prépare de la façon suivante : Culture du
bacille de tuberculose aviaire en bouillon glycériné,
culture en voile qui apparaît du quinzième au vingt-
septième jour, à + 37° ; culture complète au trente-
deuxième ou trente-cinquième jour. Cette culture
totale est stérilisée à + 100°, et concentrée au 1/10e
au bain-marie ; ce liquide, filtré sur papier, constitue la *tuberculine brute*. C'est un liquide brunâtre,
sirupeux, à odeur agréable un peu spéciale.

Mode d'emploi. — TUBERCULINE DE L'INSTITUT

Pasteur «pour usage médical» en ampoules dont 1 centimètre cube = 10 milligrammes de tuberculine solide précipitée par l'alcool.

Pour l'emploi, L. Renon recommande ce qui suit :

Diluer dans la solution physiologique de chlorure de sodium à 8 p. 1000, de façon que 1 centimètre cube = 1/500e de milligramme de tuberculine solide.

Emplir de la solution des ampoules noires de 2 centimètres cubes.

Stériliser à l'autoclave.

Conserver à l'abri de la lumière.

Dose. — On n'utilise que des dilutions très faibles et on n'injecte que quelques gouttes.

Débuter par 1/250e de milligramme de tuberculine de Koch préparée à l'Institut Pasteur ; n'augmenter que tous les huit ou dix jours (Guinard [1]).

Renon recommande 1/4 de centimètre cube de la solution à 1/500e de milligramme à 2 centimètres cubes et demi, soit 1/2 millième de milligramme à 2 centièmes de milligramme de tuberculine solide.

Tous les quatre ou douze jours, selon les réactions, pendant un à huit mois.

Jamais on ne doit *produire de réaction* sensible.

Mode d'administration. — Injection sous-cutanée, peau de l'abdomen. Injections intramusculaires, fesse.

Tenir les malades au repos, le jour de l'injection.

La résistance naturelle de l'organisme à la tuber-

---

[1] Guinard, Traitement de la tuberculose pulmonaire par la tuberculine (*Congrès français de médecine*, 9e session, Paris, oct. 1907).

culine marche parallèlement au pouvoir du sang à la neutraliser [1].

Effets. — A la suite de l'injection, il se produit une réaction fébrile plus ou moins accentuée, ce qui a servi pour le diagnostic.

Il y a poussée congestive du côté des lésions, d'où parfois bénéfice thérapeutique [2].

Certains auteurs, comme Stiénon [3] (de Bruxelles), dénient toute action à la tuberculine sur les lésions.

Anaphylaxie. — Dans l'emploi de la tuberculine, on doit tenir compte de la possibilité d'*anaphylaxie*, cette hypersensibilité acquise provoquée par des doses antérieures.

Cette anaphylaxie peut se reconnaître par l'action produite sur le malade soit au niveau des tissus sains, soit au niveau des lésions tuberculeuses, soit sur l'état général.

En voici les signes [4] :

1° ACTION SUR LES TISSUS SAINS. — On peut observer au point de la piqûre la succession des phénomènes réactionnels suivants : œdème mou, œdème inflammatoire, nécrose. Ces manifestations de

---

[1] PIKERT, De la résistance naturelle de l'organisme à la tuberculine (*Deutsche mediz. Wochenschrift*, 10 juin 1909).

[2] G. KUSS, De l'utilité des réactions de foyer dans le traitement des tuberculoses pulmonaires par la tuberculine (*Bulletin médical*, 16 juin 1909).

[3] STIÉNON, *Société des sciences médicales et naturelles de Bruxelles*, 3 mai 1909. Discussion.

[4] G. KUSS, Considérations pratiques sur la tuberculinothérapie (*Bulletin médical*, 27 mars 1909).

l'anaphylaxie peuvent se montrer à l'endroit même d'une ancienne piqûre.

2º ACTION LOCALE SUR LES FOYERS TUBERCULEUX. — Ce sont en gros des phénomènes de poussées congestives, chez les lupiques, poussées inflammatoire et œdémateuse, chez les tuberculeux pulmonaires, râles fins en bouffées, hémoptysies.

3º ACTION GÉNÉRALE. — En dehors de la prostration, du malaise, des vomissements, l'anaphylaxie se révèle par des *élévations thermiques.*

Ces accidents plus ou moins sérieux peuvent se présenter très rapidement, quinze à vingt secondes parfois seulement après l'injection, mais aussi quarante-cinq minutes. Lipothymie, quasi-syncope, alternatives de congestion ou de pâleur de la face, plaques blanches de vaso-constriction, tachycardie, oppression vive, sensation de malaise avec constriction thoracique, troubles oculaires, sueurs profuses, puis réaction thermique, diarrhée, intolérance gastrique, faiblesse et, dans quelques cas, fin assez rapide ou aggravation notable.

Chez les anaphylactiques, on note, avec la leucopénie, la disparition des globulins par suite de leur hyperagglutinabilité, comme dans l'intoxication par les peptones. Il s'agirait d'une espèce d'*intoxication colloïdale* [1].

La constatation de l'anaphylaxie nécessite d'orienter le traitement d'une certaine façon basée sur ce fait d'observation que *l'anaphylaxie se produit* sur-

---

[1] ACHARD et M. AYNAUD, Les globulins dans l'anaphylaxie (*Société de biologie*, 10 juillet 1909).

tout. *avec de petites doses.* D'où la règle pratique :
En cas d'anaphylaxie à la tuberculine : 1° *laisser
reposer* douze à quinze jours ; 2° reprendre la tuberculine à une *dose très augmentée.* Ne pas persister
dans les petites doses et surtout ne pas diminuer.

En somme, *commencer à dose modérée*, puis *augmenter progressivement et lentement*, avec prudence.
Après une réaction, toujours interrompre (Küss)
pour *reprendre à dose un peu plus forte.*

On a donné comme moyen d'éviter l'anaphylaxie
de recourir à la voie rectale pour l'administration
de la tuberculine. Malgré cette précaution, des accidents peuvent se produire, comme l'ont observé
Dumarest et F. Arloing [1].

Indications. — *Tuberculose pulmonaire*, mais dans
les conditions suivantes [2] : *apyrexie*, 37°,8 au maximum le soir. Tuberculose au *début*, tuberculose *lente*,
loin des hémoptysies du début (deux à trois mois) ;
tuberculoses *torpides déjà améliorées* par la cure
d'air, etc., mais à signes physiques stationnaires ;
tuberculoses anciennes, mais *arrêtées* ; *tuberculoses
externes, lupus.*

Dans les *adénopathies tuberculeuses*, on pourrait
utiliser la tuberculine pour aider l'évacuation des
masses caséiformes qui se ramollissent sous son
influence.

---

[1] F. DUMAREST et F. ARLOING, Des accidents aigus de la sérothérapie antituberculeuse (*Société d'études scientifiques sur la
tuberculose*, 11 mars 1909). — GUINARD, *Ibid.*

[2] L. RÉNON, Les indications de la tuberculine dans la phtisio-
thérapie (*Société médicale des hôpitaux*, 2 avril 1909).

Tuberculoses génito-urinaires [1], rénales, vésicales, testiculaires, etc.

Contre-indications. — *Tuberculoses fébriles, hémoptoïques, tuberculoses à marche aiguë, en activité progressive; tuberculoses très cavitaires.*

Cuti-thérapeutique.

Principe de la méthode. — Au lieu d'injections sous-cutanées et d'une action générale, on cherche une action localisée sur les tuberculoses cutanées.

Technique. — Pour la *cuti-réaction* (Nagenschmidt), on procède par scarification sur les régions malades et par inoculation de tuberculine.

Il serait indifférent de se servir de l'ancienne tuberculine de Koch ou d'une dilution faible, celle utilisée pour l'ophtalmo-réaction de Calmette.

Pour limiter la réaction générale, déposer quelques gouttes sur les placards lupiques ou autres tuberculoses cutanées, excorier la peau par grattage superficiel, attendre quinze à vingt secondes, puis absorber l'excédent de tuberculine avec de la ouate hydrophile sèche ou du buvard.

Effets. — Au lieu de provoquer une prompte papule surmontée d'une croûtelle, *réaction locale* aboutissant à la suppuration et à l'ulcération, puis cicatrisation et régression ; mais avec cicatrices peu esthétiques, si l'on emploie la méthode seule.

Réaction générale, courbature, fièvre.

---

[1] W. KARO, La tuberculine dans le traitement des tuberculoses génito-urinaires (*Münchner medic. Wochenschrift*, 14 septembre 1909).

Indications. — *Lupus* en placard, *tuberculose ver-ruqueuse* de la peau, mais seulement (Nagenschmidt) pour parfaire les résultats de la photothérapie [1].

TUBERCULINE DE DENYS (de Louvain), B. F.

Mode de préparation, nature [2]. — Sous la désignation abréviative B. F., l'Institut de bactériologie de Louvain prépare une tuberculine en solution de *bouillon filtré* de bacille de la tuberculose.

1o Culture de bacille tuberculeux humain sur bouillon de bœuf peptonisé et additionné de 5 p. 100 de glycérine.

2o Filtrer au filtre Chamberland de porcelaine dégourdie, sans autre manipulation, sans adjonction de substance chimique, sans chauffage.

On obtient un liquide transparent, jaune brun, qu'on utilise en thérapeutique.

C'est donc le filtrat tel quel ; mais, comme son action est trop forte au début de la tuberculose, il en est préparé une série de dilutions d'après le tableau ci-joint.

Il existe différentes concentrations de B. F.

T III,	ou B. F. non dilué
T II,	— dilué au $\dfrac{1}{10}$
T I.	— — $\dfrac{1}{100}$

---

[1] NAGENSCHMIDT, La cuti-réaction à la tuberculine comme moyen de diagnostic et de traitement des lésions tuberculeuses de la peau (*Deutsche medicinische Wochenschrift*, 3 oct. 1907).

[2] DENYS, Le bouillon filtré de bacille de la tuberculose dans le traitement de la tuberculose humaine, 1905.

T o, $\qquad$ ou B. F. dilué au $\dfrac{1}{1\,000}$

T o au $\dfrac{1}{10}$ ou T $\dfrac{0}{10}$ $\qquad$ — $\qquad$ $\dfrac{1}{10\,000}$

T o au $\dfrac{1}{100}$ ou T $\dfrac{0}{100}$ $\qquad$ — $\qquad$ $\dfrac{1}{100\,000}$

T o au $\dfrac{1}{1\,000}$ ou T $\dfrac{0}{1\,000}$ $\qquad$ — $\qquad$ $\dfrac{1}{1\,000\,000}$

T o au $\dfrac{1}{10\,000}$ ou T $\dfrac{0}{10\,000}$ $\qquad$ — $\qquad$ $\dfrac{1}{10\,000\,000}$

T o au $\dfrac{1}{100\,000}$ ou T $\dfrac{0}{100\,000}$ $\qquad$ — $\qquad$ $\dfrac{1}{100\,000\,000}$

Ne pas oublier le chiffre 0 quand on demande des dilutions de T 0 ; ne pas demander, par exemple, de la tuberculine au 1/100, quand on désire T 0 au 1/100 ou T $\dfrac{0}{100}$.

0,1 de cent. cube de III	équivaut à	100 milligr. de bouillon filtré non dilué.
— — de II	—	10 —
0,1 — — de I	—	1 —
0,1 — — de o	—	$\dfrac{1}{10}$ de milligr.
0,1 — — de o au $\dfrac{1}{10}$	—	$\dfrac{1}{100}$ —
0,1 — — de o au $\dfrac{1}{100}$	—	$\dfrac{1}{1\,000}$ —
0,1 — — de o au $\dfrac{1}{1\,000}$	—	$\dfrac{1}{10\,000}$ —
0,1 — — de o au $\dfrac{1}{10\,000}$	—	$\dfrac{1}{100\,000}$ —
0,1 — — de o au $\dfrac{1}{100\,000}$	—	$\dfrac{1}{1\,000\,000}$ —

Chaque flacon renferme 5 centimètres cubes, à

conserver dans un endroit frais et obscur. Il doit rester limpide.

Il s'affaiblit à la longue, du moins partiellement, dans les solutions très diluées, après peu de semaines.

Résultats. — Sur 442 cas, 193 guéris, soit 43,6 p. 100; 56, soit 12,6 p. 100, avec les apparences de la santé, mais expectorant encore des bacilles ; 65 améliorés, 9 stationnaires, 2 en recul, 100 en état désespéré ont succombé.

La curabilité varie selon les lésions.

En somme 442 cas, 314 succès, ou 71 p. 100, dont 193 guérisons, soit 43,6 p. 100.

Indications. — Dilution au $\frac{1}{100\,000}$: *Tuberculose* chez les *fébricitants*.

Dilution 0 au $\frac{1}{1\,000}$: *Tuberculose apyrétique*.

Éviter autant que possible toutes les réactions, même les plus légères. Donc manier prudemment le produit[1].

Toutes les formes de tuberculose, mais surtout celles à température normale, lésions peu étendues, appétit satisfaisant, évolution lente, accoutumance facile aux injections de bouillon filtré.

Contre-indications. — *Tuberculoses rapidement mortelles*.

Fièvre élevée et tenace, lésions étendues aux

---

[1] STÉPHANI (de Montana) et GOURAUD (de Paris), Traitement de la tuberculose par la tuberculine (*Congrès français de médecine*, 9e session, Paris, 1907).

deux poumons, appétit mauvais, intolérance aux injections constituent des conditions défavorables.

TUBERCULINE DE JACOBS (de Bruxelles), T. J.

Préparation. — Préparée au laboratoire de l'Institut Sainte-Anne de Bruxelles, cette tuberculine consiste en une dilution d'extraits protoplasmiques de bacilles de Koch, de virulence connue et ne contient pas de corps microbien. Elle est titrée expérimentalement.

Mode d'emploi. — Injections hypodermiques.

Dose. — La quantité de T. J. à injecter se trouve en ampoules stérilisées de couleurs différentes, correspondantes aux dilutions de plus en plus fortes.

Aucune dilution ultérieure, ni aucune manipulation pouvant la contaminer.

Injecter de 4 à 6 ampoules n° I, à 6 jours en moyenne d'intervalle, autant des n°s II et III, etc.

Si le malade retire tous les avantages thérapeutiques d'un numéro quelconque, inutile d'employer des numéros plus forts. Au contraire, descendre d'un numéro ou fractionner la dose si, quarante-huit heures après l'injection, il y a réaction fébrile nette. On ne doit *jamais provoquer de réaction* générale.

Résultats [1]. — Innocuité du traitement.

Sur 500 malades (Jacobs), 62 guérisons, 209 améliorations, 58 décès ; 171 malades non revus.

----

[1] JACOBS (de Bruxelles), *Société internationale de la tuberculose*, mai 1906.

Laryngite tuberculeuse, péritonite tuberculeuse, entérite, tuberculose osseuse, arthrite, coxalgie, lupus, gommes tuberculeuses.

Lupus : régression de l'infiltrat, décongestion, limites plus nettes et aussi cordons minces de lymphangite au voisinage des ganglions (Lespinne, de Bruxelles).

Appétit reparu, amélioration de l'état général et de l'état local, crachats diminués, bacilles diminués ou disparus [Bernheim (de Paris), G. Petit (de Paris)].

Action. — La tuberculine de Jacobs a l'air d'agir surtout sur les microbes associés au bacille de Koch.

Indications. — *Tuberculoses pulmonaires au premier degré* et *tuberculoses extrapulmonaires, lupus, adénopathies* [1].

TUBERCULINE DE BERANECK [2].

Nature et mode de préparation. — 1° cultures de bacilles tuberculeux humains ; 2° la préparation comprend : *a*) des toxines diffusibles ou exotoxines ; *b*) des endotoxines.

Les exotoxines, TB, sont produites par le bacille tuberculeux cultivant dans un bouillon glycériné

[1] MONGOUR, Traitement de la tuberculose pulmonaire par la tuberculine T. J. (*Journal de médecine de Bordeaux*, n° 22, 1909).

[2] BERANECK, Traitement des différentes formes de tuberculose par la tuberculine Beraneck (*Société vaudoise de médecine*, 7 juin 1906). — BAUER, Traitement de la tuberculose pulmonaire par la tuberculine (*Congrès français de médecine*, 9° session, Paris ; oct. 1907).

non peptonisé et non neutralisé. Par ce procédé, on n'introduit dans le bouillon de culture ni peptones, ni albumoses qui puissent modifier ou masquer les effets des exotoxines tuberculeuses. Après six semaines de culture environ, le bouillon est filtré, d'abord sur papier-filtre, puis sur bougie Chamberland; ensuite évaporé dans le vide et à froid jusqu'à consistance sirupeuse.

Les endotoxines, AT, sont des toxines extraites des corps bacillaires par l'acide orthophosphorique à 1 p. 100, extraction faite à une température de 60° C. au bain-marie, et après refroidissement on sépare par filtration les bacilles des endotoxines.

La tuberculine Beraneck représente un mélange à parties égales de TB et de AT.

A 19 centimètres cubes d'eau stérilisée, on ajoute 1/2 centimètre cube de TB et 1/2 centimètre cube de AT.

On obtient ainsi une dilution au 1/20 qui sert à préparer les différentes solutions destinées aux usages thérapeutiques.

La tuberculine Beraneck est livrée dans le commerce en 15 solutions principales désignées par les symboles $\frac{A}{128}$; $\frac{A}{64}$; $\frac{A}{32}$; $\frac{A}{16}$; $\frac{A}{8}$; $\frac{A}{4}$; $\frac{A}{2}$; A; B; C; D; E; F; G; H.

La solution la plus faible est $\frac{A}{128}$; la plus forte est H. Chacune de ces solutions, en commençant par $\frac{A}{128}$, est deux fois plus forte que la précédente; $\frac{A}{64}$ contient donc deux fois plus de tuber-

culine que $\frac{A}{128}$; $\frac{A}{32}$ en contient deux fois plus que

$\frac{A}{64}$, et ainsi de suite, d'après l'échelle décroissante

suivante (échelle du professeur Sahli).

$$H = TBk. \quad \text{(Tuberculine Beraneck pure.)}$$

$$G = \frac{TBk}{2}, \qquad \frac{A}{2} = \frac{TBk}{256},$$

$$F = \frac{TBk}{4}, \qquad \frac{A}{4} = \frac{TBk}{512},$$

$$E = \frac{TBk}{8}, \qquad \frac{A}{8} = \frac{TBk}{1\,024},$$

$$D = \frac{TBk}{16}, \qquad \frac{A}{16} = \frac{TBk}{2\,048},$$

$$C = \frac{TBk}{32}, \qquad \frac{A}{32} = \frac{TBk}{4\,096},$$

$$B = \frac{TBk}{64}, \qquad \frac{A}{64} = \frac{TBk}{8\,192},$$

$$A = \frac{TBk}{128}, \qquad \frac{A}{128} = \frac{TBk}{16\,384}, \text{ etc.}$$

Chaque flacon contient 10 centimètres cubes d'une de ces solutions à conserver au frais et à l'obscurité.

En prélevant dans les flacons les doses à injecter, opérer aseptiquement afin de ne souiller ni bouchon, ni liquide.

Contaminée, la tuberculine se trouble et n'est plus utilisable.

Mode d'administration. — *Injections sous-cutanées* ou *injections profondes locales* dans les articulations ou les foyers osseux, ou *lavements.*

Seringue et aiguille (modèle $\backslash$ professeur Sahli, employé en Suisse) seront[1] térilisées de préférence par ébullition dans l'eau, sans adjonction d'antiseptiques ou d'alcalins.

Avant de faire l'injection, désinfecter la peau au sublimé à 1/1000.

Répéter les injections hypodermiques tous les trois jours, plutôt le matin, soit sous la peau du thorax (ce qui est préférable), soit sous la peau des bras[1].

Doses. — Chez les *malades fébriles,* on commence par 1/20 de centimètre cube de $\frac{A}{32}$; répéter deux ou trois fois, en faisant une injection tous les trois jours.

S'il y a réaction (température, pouls, état général, réaction au point d'injection), réduire la dose suivante à 1/40 de centimètre cube de $\frac{A}{32}$ ou même solution encore plus faible de tuberculine : $\frac{A}{64}$ ou $\frac{A}{128}$, etc.

S'il n'y a pas réaction, augmenter chacune des injections suivantes de 1/20 de centimètre cube jusqu'à la dose de 1/2 centimètre cube de $\frac{A}{23}$, répéter plusieurs fois.

Si, au cours de l'augmentation des doses, il y a

---

[1] Sahli, Ueber Tuberkulinbehandlung. Bâle. — Le traitement de la tuberculose par a tuberculine. Genève.

réaction, e⣿⣿⣿ ⣿re la disparition avant une nouvelle inject⣿ ⣿ que l'on fera à dose plus faible. La dose de 1/2 centimètre cube de $\frac{A}{32}$, répétée plusieurs fois, étant bien tolérée, on passe à la solution de tuberculine $\frac{A}{16}$ qui est donc deux fois plus forte que $\frac{A}{32}$. On injecte tout d'abord 1/10 de centimètre cube de $\frac{A}{16}$; puis, en prenant toujours les mêmes précautions en cas de réactions, on augmente chaque fois de 1/20 de centimètre cube jusqu'à ce que la dose de 1/2 centimètre cube $\frac{A}{16}$ soit atteinte. On répète plusieurs fois cette dernière dose de 1/2 centimètre cube $\frac{A}{16}$. S'il se produit des phénomènes réactionnels, on revient à une dose plus faible. Si, au contraire, la dose de 1/2 centimètre cube $\frac{A}{16}$ est bien tolérée, on passe alors à 1/10 de centimètre cube $\frac{A}{8}$ et, en l'absence de réactions, on augmente chaque fois de 1/20 de centimètre cube $\frac{A}{8}$ jusqu'à ce qu'on atteigne la dose de 1/2 centimètre cube $\frac{A}{8}$, dose que l'on répétera un certain nombre de fois. On procédera avec la même technique en ce qui concerne les autres solutions de tuberculine Beraneck : $\frac{A}{4}$; $\frac{A}{2}$; A, etc.

Il n'est pas nécessaire de parcourir toute la gamme des différentes solutions de la tuberculine de Béraneck de $\frac{A}{128}$ à H. Individualiser le traitement et ne pas dépasser pour chaque malade la dose de tuberculine tolérée par lui sans provoquer de réaction. Cette dose limite varie beaucoup d'un individu à l'autre. Chez certains malades, elle répond déjà à quelques vingtièmes de centimètre cube de $\frac{A}{32}$; chez d'autres malades, elle répond seulement aux solutions fortes de la tuberculine Beraneck F, G, H, par exemple. Si la tolérance à l'égard de la tuberculine est médiocre, n'utiliser que les solutions faibles : $\frac{A}{64}$; $\frac{A}{32}$; $\frac{A}{16}$.

Chez les malades à tolérance très bonne, parcourir toute la gamme des solutions jusqu'à H y compris et augmenter les doses par 1/10 de centimètre cube, à condition qu'il ne survienne pas de réaction.

En cours de traitement, quand on arrive à une dose de tuberculine active au point de vue thérapeutique, c'est-à-dire à une dose optima, on s'y tient aussi longtemps qu'il y a un résultat. La dose optima est distincte de la dose limite de tolérance dont elle se rapproche parfois. Dans le cours du traitement, il peut se présenter plusieurs doses optima.

Chez les enfants, chez les malades fébriles ou débilités, commencer de préférence avec des doses faibles de solutions très faibles : $\frac{A}{64}$; $\frac{A}{128}$; $\frac{A}{256}$;

$\frac{A}{512}$; même technique prudente dans la progression des doses.

En cas d'affection intercurrente, suspendre ou diminuer la dose et espacer. De même, chez les femmes pendant l'époque menstruelle.

Commencer par 1/10 de centimètre cube de A. Si la réaction locale apparaît, continuer le traitement avec la même dose. Si cette réaction est très faible ou nulle, augmenter la dose par 1/10 de centimètre cube jusqu'à apparition de la réaction. A supposer qu'après l'injection de 1/2 centimètre cube de A la réaction locale soit nulle, on passe à la solution B, puis à tour de rôle aux solutions C, D, E, F, G, H, en suivant la même technique que pour la solution A et en s'en tenant à la dose qui déterminera la réaction locale. A la suite de cette réaction, il pourra se développer un abcès d'élimination qui se vide, se ferme et répond à un processus de guérison. Les injections intrafocales se font, suivant les cas, une à deux fois par semaine.

Attendre que la réaction générale ou thermique soit tombée avant de faire une nouvelle injection.

Effets. — *Réaction générale* ou thermique d'amplitude variable et *réaction locale* dans les tissus malades. C'est cette réaction locale que l'on cherche à provoquer, tout en réglant son intensité.

Indications. — *Tuberculoses en général*, pulmonaire, pleurale, intestinale, péritonéale, rénale.

Tuberculoses chirurgicales (tuberculoses osseuses, abcès froids, etc.) compliquées de lésions pulmonaires ou rénales.

Dans les tuberculoses chirurgicales compliquées, *injections intrafocales*[1] de tuberculine de A à H par la radiographie.

Dans l'*entérite tuberculeuse*, en plus des injections hypodermiques générales, *lavements à la tuberculine* : à chaque 100 centimètres cubes de solution physiologique stérilisée, ajouter 1 centimètre cube de la solution A de la tuberculine Beraneck. D'ordinaire 300 centimètres cubes de solution physiologique additionnés de 3 centimètres cubes de A. Introduire ce mélange chauffé à 38-40° C. à l'aide d'une sonde œsophagienne de moyen calibre, en poussant cette sonde profondément dans le gros intestin. Garder aussi longtemps que possible. Renouveler, suivant les cas, une ou deux fois par semaine.

Dans le *lupus*, employer d'abord le traitement général (injections hypodermiques de tuberculine Beraneck selon la technique du professeur Sahli). Après deux à trois mois, utiliser en outre les injections locales dans les boutons lupiques, avec la solution A de tuberculine Beraneck, à faibles doses. Si la solution A ne produit aucun effet, on passe aux solutions plus fortes, B, C, D, etc., en s'en tenant à la solution qui détermine l'affaissement et la cicatrisation des foyers lupiques.

BACILLOSINE DE E. VAILLANT[2] (DE PARIS).

Principe de la méthode. — La tuberculine, celle

---

[1] DE COULON (de Neuchâtel), *Revue médicale de la Suisse romande*, n° 6, 20 juin 1907.

[2] E. VAILLANT (de Paris), La bacillosine, étude clinique et expérimentale (*III° Congrès français de climatothérapie et d'hygiène urbaine*, 1-10 avril 1907)

de Koch en particulier, contient les produits des corps bacillaires qui provoquent l'inflammation, la leucocytose et la nécrose. Les éliminer semble préférable.

Nature et mode de préparation. — 1° Culture de bacille tuberculeux humain en bouillon glycériné.

2° Distillations fractionnées de cette culture à l'abri de l'oxygène et de tous les oxydacides dans un courant d'azote.

Le produit ne contient plus de corps bacillaires. C'est une solution glycéro-aqueuse de toxines tuberculeuses avec les peptones et les matières albuminoïdes du bouillon.

De cette solution mère, on confectionne trois dilutions : n°s 0, 1 et 2.

Mode d'administration. — Injections intramusculaires, derrière le grand trochanter, dans les muscles fessiers.

Dose. — A chaque injection, 2 centimètres cubes.

Une injection trois fois par semaine, une au plus tous les deux jours, une au moins deux fois par semaine.

Commencer par dix injections n° 0, puis dix n° 1, et continuer par un nombre indéterminé de n° 2 jusqu'à guérison.

Effets. — LOCAUX. — N'a pas de douleur; à la première injection, un peu d'engourdissement, mais pas aux injections suivantes.

GÉNÉRAUX. — *Thérapeutiques* : amélioration de l'état général, cessation plus ou moins rapide de l'amaigrissement et de la faiblesse générale,

16

cessation de la fièvre chez les tuberculeux au premier degré, amélioration chez les autres, disparition des sueurs nocturnes, de l'insomnie, de l'anémie, de la dyspepsie, de l'oppression, de la toux, de l'expectoration, avec diminution des bacilles de Koch; plus d'hémoptysies provoquées.

Organiques : Tendance à la transformation fibreuse et calcaire, qui constitue le processus de guérison.

Pas de poussée réactionnelle.

Indications. — *Tuberculoses* de tous les organes, tuberculoses pulmonaires de tous les degrés.

CHLOROFORMO-BACILLINE D'AUCLAIR[1]

Nature de la préparation. — Extrait chloroformique de bacille.

Effets. — Suivant les doses, réaction exsudative ou plastique.

TUBERCULINES DE CARL SPENGLER[2]

Principe de la méthode. — L'emploi des tuberculines et vaccins adoptés par l'auteur repose sur :

1° Les propriétés différentes des bacilles tuberculeux bovins et des bacilles tuberculeux humains.

2° L'existence chez l'homme tuberculeux des deux catégories de bacilles bovins et humains avec pré-

---

[1] D. Courcoux, Lésions produites par la chloroformo-bacilline d'Auclair inoculée dans la cavité pleurale (*Société de biologie*, 31 janvier 1909).

[2] André Bergeron, Tuberculine et vaccins de Carl Spengler, principes de sa méthode (*Presse médicale*, n° 99, 7 décembre 1907, p. 798). — Les corps immunisants de Carl Spengler (*Presse médicale*, n° 32, 21 avril 1909).

dominance de l'un ou de l'autre ; ordinairement prédominance du bacille humain chez l'homme atteint
de tuberculose pulmonaire grave, rapide, fébrile.

Du reste, il est possible de constater dans les divers
produits tuberculeux, à côté des bacilles minces et
grêles (type humain), des bacilles gros et courts
(type bovin), différenciables par les procédés
spéciaux de coloration.

Dans le sérum des sujets tuberculeux, on peut
déceler la variété des agglutinines et des précipi-
tines qu'il contient.

Nature de l'agent médicamenteux. — Partant de
ces données scientifiques, le Dr Carl Spengler
emploie deux tuberculines, une tuberculine humaine, variante de la tuberculine primitive de
Koch ou ATO, une tuberculine bovine PTO, et, de
plus, deux vaccins, TBV et PV, ou émulsion de
corps bacillaires.

On emploie l'une ou l'autre, selon les cas.

Dose. — On commence par injecter 1/10 000e à
1/1000e de milligramme des tuberculines et
1/100 000 000e à 1/1 000 000e de milligramme des
vaccins.

Mais il y a difficulté à déterminer la catégorie de
bacille ; aussi serait-il plus simple d'avoir à employer
toujours le même produit. Carl Spengler[1] a mis
au jour une nouvelle tuberculine IK.

Il se base sur ce fait que les anticorps seraient
liés aux hématies.

---

[1] CARL SPENGLER, Tuberkulose-immunblut, Tuberkulose m-
munität und Tuberkulose-immunblut (IK) Behandlung (*Deutsche
med. Wochenschrift*, n° 38, 1908).

Mode de préparation de IK. — On prélève les hématies d'animaux immunisés pour les deux bacilles. On débarrasse le produit de la majeure partie des albumines et des matières colorantes du sang.

Le produit se présente sous l'aspect d'un liquide clair. Pour l'usage, diluer dans la solution :

Chlorure de sodium..............	8gr,5 centigr.
Acide phénique..................	5 grammes.
Eau distillée........... Q. S. pour	1 litre.

TULASE (de Behring).

A mentionner pour mémoire; jusqu'ici elle ne semble pas avoir donné de résultats utilisables dans la pathologie humaine.

TUBERCULINE ANTAGONISTE DE KLEBS (BST)[1].

Principe de la méthode. — Les bacilles tuberculeux des animaux à sang froid, comme l'orvet, mélangés aux bacilles humains, font perdre à ceux-ci leurs propriétés pathogènes.

Nature de la préparation. — Extrait de bacilles tuberculeux de l'orvet. Solution ou tablettes.

Mode d'administration. — Voie buccale, voie hypodermique.

TUBERCULINE BOVINE[2].

Nature de la préparation. — Tuberculine préparée avec des bacilles de provenance bovine[2].

---

[1] KLEBS, Thérapeutique antagoniste de la tuberculose et phylogenèse réversible (*Société de médecine berlinoise*, 21 juillet 1909).

[2] NATHAN RAW, Traitement de la tuberculose pulmonaire avec une tuberculine d'origine bovine (*The Lancet*, n° XIV, 1911).

Cette tuberculine serait moins irritante et produirait moins de réaction que la tuberculine issue de bacilles humains.

Résultats. — Surtout au début dans les localisations aux sommets ou dans les ganglions ou une articulation.

Dans les cas d'infection secondaire, peu d'action.

VACCINS ANTITYPHIQUES OU ANTITYPHOIDIQUES [1].

Nature de la préparation. — Les antigènes employés dans la vaccinothérapie pour provoquer la formation des anticorps protecteurs, sont:

1º Les bacilles vivants;

2º Les bacilles tués par la chaleur à 53 ou 55º;

3º L'autolysat en eau physiologique à 37º de bacilles vivants prélevés d'une culture sur gélose de vingt-quatre heures.

D'où trois variétés de vaccins.

I. *Bacilles vivants* (Castellani).

Nature de la préparation. — Culture de vingt-quatre heures de bacilles typhiques sur gélose.

Dose. — 1 à 250 millions de bacilles [2], répétée tous les deux ou trois jours.

Mode d'administration. — Injection intra-musculaire.

Ce vaccin se montrerait le plus actif, mais son maniement peut provoquer des accidents.

---

[1] SCHŒMAKER, Vaccination antityphoïdique (*New York medical Journal*, 6 février 1909).

[2] HOLLÈS, Traitement de la fièvre typhoïde par les vaccins (*Académie de médecine de New-York*, 15 mai 1910.)

II. *Bacilles tués* (Pfeiffer et Kolle, Wright, Le hmann).

Nature de la préparation. — Culture de bacilles d'Eberth en solution saline tués par la chaleur humide à 55° ou à 60°, additionnés de 0,4 p. 100 de lysol.

En Amérique, le vaccin utilisé dans l'armée se prépare à l'aide d'une culture sur gélose de dix-huit heures, après émulsion chauffée à 56° et additionnée de tricrésol.

Mode d'administration. Doses. — Ces trois variétés de vaccin, anglaise, allemande, américaine s'emploient d'une façon très sensiblement semblable, comme suit :

Trois inoculations à une semaine d'intervalle aux doses suivantes :

Première inoculation : injection de 1/2 centimètre cube représentant 500 millions de bacilles morts.

Deuxième inoculation : 1 centimètre cube, soit 1 000 millions de bacilles.

Troisième inoculation : 1 centimètre cube et demi, soit 1 500 millions de bacilles.

En tout donc, un total de 3 centimètres cubes de vaccin, représentant un total de 3 milliards de bacilles typhiques morts préparés en vaccin.

Certains auteurs avec Spooner et Chantemesse préconisent une quatrième injection. Dans ce cas, les inoculations se suivent à 5 à 6 jours d'intervalle.

Lieu d'élection. — Région deltoïdienne.

Conditions nécessaires. — 1° Examen et mise en observation quelques jours des sujets à inoculer pour s'assurer qu'ils ne sont ni malades, ni déprimés, ni affaiblis.

2° Asepsie des mains du vaccinateur.

3° Badigeonnage préalable à la teinture d'iode de la région choisie.

4° Stérilisation de la seringue, de l'aiguille à chaque injection.

5° Les provisions de vaccin seront renouvelées tous les trois mois.

Durée de la préservation. — 3 à 4 ans. Donc revaccination nécessaire [1].

Époque de la vaccination. — De préférence au *moment où l'endémie typhique* est au minimum, mais en cas d'urgence, *en tout temps*, parce que la *phase négative* ou de réceptivité accrue par baisse de l'indice opsonique ne s'observe plus maintenant qu'on n'injecte pas des doses massives de bacilles virulents comme au début.

Effets. — 1° Pouvoir agglutinant du sérum élevé au maximum jusqu'à 1/12872.

2° Pouvoir bactéricide même dans une solution au 1/20.

3° Bacilles typhiques sphérulés ou même dissous.

Inconvénients. — Vive douleur locale, œdème, lymphangite, fièvre.

---

[1] LANDOUZY, Sur l'emploi facultatif de la vaccination antityphique dans l'armée (*Rapport présenté à la commission d'hygiène et d'épidémiologie militaire*, *Presse médicale*, 2 septembre 1911).

Phase négative de l'indice opsonique qui
le sujet hypersensible à l'infection éberthi
pendant une ou trois semaines mais seule
avec les premiers vaccins qui comportaient
hautes doses.

Vaccin de Chantemesse.

Bacilles typhiques chauffés pendant 1 heur
60°, dilués dans de l'eau physiologique, numé
au compte-globules.

Mode d'administration. Doses. — Injection hy
dermique deltoïdienne.

4 inoculations à 5 ou 6 jours d'interva
1° 0cc,01, 2° 0cc,02, 3° 0cc,03, 4° 0cc,04.

La première injection contient 1 800 000 micro
morts, la dernière 2 milliards.

Réaction locale. — 2 à 4 heures après l'inoc
lation : 1° tension, sensation de fatigue, douleur
la région inoculée, jusqu'au soir ; 2° tuméfaction
la largeur d'une pièce de 5 francs, rosée, œdém
teuse ou un peu indurée, d'une durée maxim
d'environ 3 jours. Une piqûre réagit plus que le
autres d'ordinaire.

Réaction générale. — Pas de fièvre, malaise lége
le soir. Céphalée dans un dixième des cas.

Là ou les inoculations qui en suivent une accom
pagnée de réaction en restent indemnes.

III. *Autolysat* de bacilles vivants [1].

---

[1] H. VINCENT, Immunisation active de l'homme contre la fièvre
typhoïde par un nouveau vaccin antityphique (*Académie des
sciences*, 7 et 14 février 1910). — H. VINCENT, La vaccination
antityphique (*Académie de médecine*, 24 janvier 1911).

VACCIN DE VINCENT.

Cultures de bacilles de vingt-quatre et de quarante-huit heures, mises à macérer vivantes dans eau physiologique à 38°, pendant 24 à 48 heures suivant la puissance du vaccin désiré.

Centrifugage des autolysats, stérilisation par addition d'éther. Au moment de l'emploi, évaporation de l'éther à l'étuve à 38° ou par un bain-marie à la même température.

Mode d'administration. Doses. — 4 injections à jours d'intervalle, la première de 0, 30 centimètre cube, la deuxième de 0, 80 centimètre cube, la troisième de 1 centimètre cube, la quatrième de 2 à 2cc, 50, suivant âge ou conditions.

Les deux premières injections sont faites avec des autolysats de vingt-quatre heures, les deux dernières avec des autolysats de 48 heures.

Lieu d'élection. — Région deltoïdienne ou flanc.

Mode d'administration. — Injection sous-cutanée.

Effets. — Augmentation du pouvoir bactériolytique, précipitant et agglutinant du sang.

Les sujets vaccinés à l'aide des vaccins bacillaires (cultures de bacilles d'Eberth tués par la chaleur), ont présenté un chiffre de cas de fièvre typhoïde au moins deux fois plus faible que les sujets non vaccinés.

Le pourcentage des décès survenus chez les sujets vaccinés est deux fois moindre que chez les typhoïsants non soumis à l'inoculation.

Il est préférable de pratiquer jusqu'à trois inoculations et non pas une seule.

L'immunité ainsi créée tiendrait un à quatre ans, au bout de ce temps, il faut recommencer.

IV. VACCIN POLYVALENT [1].

Nature de la préparation. — Vaccin polyvalent préparé à l'aide d'une culture de huit variétés de bacille d'Eberth âgées de huit jours et tuées à $+53°$.

Mode d'administration. — Voie intestinale (par la voie buccale, la préparation mal tolérée provoque des malaises).

Le *lavement* se compose de la culture tuée, additionnée de quelques gouttes de laudanum, administré avec une longue canule souple rectale.

Administrer en 5 jours, trois lavements de 100 centimètres cubes.

VACCIN TYPHIQUE IRRADIÉ [2].

Nature de la préparation. — Culture typhique de virulence moyenne sur gélose de quarante huit heures, émulsionnée dans l'eau physiologique à la dose de 5 milligr. par centimètre cube. Irradition par la lampe de quartz pendant trente minutes.

Mode d'administration. — Injections sous-cutanées.

Indication. — *Fièvre typhoïde.*

---

[1] JULES COURMONT et A. RACHAIX (Lyon), Vaccination antityphique. L'immunisation par voie rectale (*Académie des sciences*, 20 mars 1911).

[2] MAURICE RENAUD, Immunisation préventive et thérapeutique par de nouveaux vaccins obtenus grâce aux rayons violets (Paris, 1911 ; Rousset, éditeur.).

TABLE ALPHABÉTIQUE

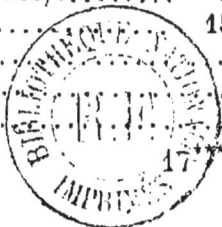

LES ACTUALITÉS MÉDICALES

Collection de volumes in-16, de 96 pages, cartonnés. Chaque volume : 1 fr. 50

THÉRAPEUTIQUE, HYGIÈNE, MÉDECINE LÉGALE
MATIÈRE MÉDICALE, PHARMACOLOGIE.

Précis de Thérapeutique, par le Dr H. VAQUEZ. 1907, 1 vol. in-8 de 492 pages, cart.. 10 fr.

Traité élémentaire de Thérapeutique, de matière médicale et de pharmacologie, par le Dr A. MANQUAT. 7e *édition*, 1911-1912. 3 vol. in-8. 30 fr.

Traité de Matière Médicale, par le Dr J. HÉRAIL, 2e *édition*, 1912. 1 volume grand in-8 .... 14 fr.

Guide et Formulaire de Thérapeutique, par le Dr HERZEN. 7e *édition* 1912. 1 vol. in-18 de 1012 pages, relié .... 10 fr.

Nouveau Formulaire magistral de Thérapeutique clinique et de Pharmacologie, par le Dr O. MARTIN. 5e *édition*, 1912. 1 vol. in-18 de 1000 pages, sur papier mince, cart.................... 12 fr.

L'Art de Formuler, par le Pr A. GILBERT. 1913, 1 vol. in-8 de 300 pages, avec figures, cartonné............................. 8 fr.

L'art de Formuler, par le Dr BREUIL. 1903, 1 vol. in-12, 300 pages, cart. *(format de poche)*................................... 4 fr.

Nouveaux Eléments de Pharmacie, par ANDOUARD, professeur à l'Ecole de Nantes. 7e *édition*, 1910. 1 vol. gr. in-8, 1300 p., 225 fig., cart. 26 fr.

Aide-Mémoire de Pharmacie, par FERRAND. 5e *édition*, 1891. 1 vol. in-18 jésus de 852 pages, 168 figures, cartonné................. 8 fr.

Formulaire des Médications nouvelles, par le Dr Henri GILLET. 7e *édition*, 1912, 1 vol. in-18 de 300 pages, cartonné............... 3 fr.

Formulaire des Médicaments nouveaux, par H. BOCQUILLON-LIMOUSIN, 24e *édition*. 1912. 1 vol. in-18 de 400 pages, cartonné.......... 3 fr.

Formulaire des Spécialités pharmaceutiques pour 1912, par le Dr GARDETTE. 1912, 1 vol. in-18 de 417 pages, cartonné........ 8 fr.

Traité d'Hygiène, publié en 20 fascicules sous la direction du Professeur CHANTEMESSE et du Dr MOSNY. Chaque fascicule se vend séparément ainsi que cartonné avec un supplément de 1 fr. 50.

I. *Atmosphère et climats,* 3 fr. — II. *Le sol et l'eau,* 10 fr. — III. *Hygiène individuelle,* 6 fr. — IV. *Hygiène alimentaire,* 6 fr. — V. *Hygiène de l'habitation.* — VI. *Hygiène scolaire.* — VII. *Hygiène industrielle,* 12 fr. — VIII. *Hygiène hospitalière,* 6 fr. — IX. *Hygiène militaire,* 7 fr. 50. — X. *Hygiène navale,* 7 fr. 50. — XI. *Hygiène coloniale,* 12 fr. — XII. *Hygiène générale des Villes,* 12 fr. — XIII. *Hygiène rurale,* 6 fr. — XIV. *Approvisionnement communal,* 10 fr. — XV. *Egouts, Vidanges, ordures ménagères, Cimetières,* 12 fr. — XVII et XVIII. *Etiologie et Prophylaxie des maladies transmissibles,* 2 vol., 24 fr.

Précis d'Hygiène, par le Dr MACAIGNE. 1911, 1 vol. in-8 de 427 pages, avec 121 figures, cartonné................................. 10 fr.

Nouveaux Eléments d'Hygiène, par J. ARNOULD. 5e *édition*, 1907. 1 vol. gr. in-8, 1050 pages, 252 figures, cartonné................ 20 fr.

Précis de Médecine légale, par le Dr V. BALTHAZARD. 2e *édit.* 1911. 1 vol. in-8, 500 p., avec 50 fig. noires, 2 pl. col., cart............. 12 fr.

Précis de Médecine légale, par le Dr Ch. VIBERT. 8e *édition*, 1911, 1 vol. in-8 de 912 pages, avec 87 figures et 5 planches en chromo..... 12 fr.

Atlas-Manuel de Médecine légale, par le professeur HOFMANN, de Vienne, et VIBERT. 1 vol. in-16, 170 p., avec 56 pl. col. et 193 fig., relié.. 18 fr.

Cours de Médecine légale, par le professeur P. BROUARDEL. 14 v. in-8. 127 fr. 50

Précis de Toxicologie clinique et médico-légale, par le Dr VIBERT. 2e *édit.*, 1907. 1 vol. in-8 de 940 pages, avec figures et 1 planche coloriée. 10 fr.

Médication Gomenolée

ANALGÉSIQUE

Action calmante des plus marquées sur les douleurs rhumatismales, goutteuses ou névralgiques.

MODE D'APPLICATION. — Dans le rhumatisme : salicylate de méthyle, onctions ou frictions douces avec le baume de GOMENOL.

ANTI-COQUELUCHEUSE

Action réellement élective sur l'élément spasmodique, en même temps que disparaissent tous les symptômes secondaires.

MODES D'EMPLOI. — Injections intramusculaires d'Oléo-Gomenol à 20 p. 100 à doses progressivement croissantes (commencer par 1 centim. cube) ; injections trachéales d'Oléo-Gomenol à 5 p. 100, puis à 10 p. 100 ; petits lavements quotidiens d'Oléo-Gomenol à 50 p. 100 (10 centim. cubes).

Sirop de GOMENOL (1 cuillerée toutes les demi-heures) ; frictions thoraciques avec le baume de GOMENOL : inhalations de GOMENOL pur ; pulvérisations d'eau gomenolée.

ANTI-DIPHTÉRIQUE

Badigeonnages du pharynx et instillations dans l'oreille de GOMENOL pur, qui entrave efficacement la formation des fausses membranes ; injections intramusculaires d'Oléo-Gomenol à 20 p. 100, contre l'infection généralisée ; inhalations de GOMENOL pur ; pulvérisations d'eau gomenolée.

Médication Gomenolée

ANTI-GOUTTEUSE

Dans les accès douloureux, onctions des jointures malades avec le baume de GOMENOL.

ANTI-INFECTIEUSE

MODE D'ACTION. — En raison de sa puissante action antiseptique et de sa complète innocuité, le GOMÉNOL se range parmi les médications anti-infectieuses les plus énergiques. Il agit *in vitro* plus rapidement que l'essence de térébenthine, et *in vivo* a sur elle l'avantage de ne pas produire, en injection sous-cutanée, les abcès toujours observés avec cette substance (thèse de Rigaux).

Piqûre absolument indolore, doses injectables plus grandes; on peut aller jusqu'à 5 grammes de produit actif en injections intramusculaires, et même davantage.

MODES D'EMPLOI. — Injections intramusculaires d'Oléo-Gomenol à 20 p. 100, soit à raison d'une injection par jour de 8 à 15 centimètres cubes, soit de deux injections par jour de 6 à 8 centimètres cubes, selon la gravité de l'infection. Absorption de capsules ou de glutinules de GOMENOL : addition aux boissons de quelques gouttes de GOMENOL pur.

ANTI-PNEUMONIQUE

Antisepsie pulmonaire.

MODES D'EMPLOI. — Injections intramusculaires d'Oléo-Gomenol à 20 p. 100, absorption de capsules et de glutinules, inhalations de GOMÉNOL pur, pulvérisations d'eau gomenolée, onctions thoraciques avec le baume de GOMENOL.

Médication Gomenolée

ANTI-TUBERCULEUSE

Principe de la méthode. — Le GOMENOL est une essence puissamment antiseptique, dont l'élimination se fait par la surface pulmonaire. A défaut d'une action directe sur le bacille de Koch, il agit sur les bacilles qui lui sont associés, les détruit, et, par suite, atténue considérablement la gravité de l'infection tuberculeuse.

Effets. — Diminution de la toux et de l'expectoration, plus grande ampleur respiratoire, cessation de la fièvre, relèvement de l'état général.

Modes d'emploi. — Injections intramusculaires profondes d'Oléo-Gomenol à 20 p. 100, à doses progressivement croissantes et décroissantes. Commencer par 2 centimètres cubes, puis augmenter chaque jour de 1 centimètre cube jusqu'à ce qu'on arrive à la dose maxima personnelle du malade, variant entre 15 et 25 centimètres cubes ; les doses seront ensuite peu à peu abaissées.

Injections intra-trachéales d'Oléo-Gomenolée à 5 p. 100, puis à 10 p. 100.

Absorption de capsules de GOMENOL, de glutinules d'Oléo-Gomenol ; lavements profonds d'Oléo-Gomenol à 50 p. 100 ; inhalations de GOMENOL pur.

BALNÉATION INTERNE

1° Eau légèrement rougie additionnée de quelques gouttes de GOMENOL pur ; 2° lavement journalier avec de l'eau gomenolée.

Médication Gomenolée

· ANTI-CATARRHALE

Le GOMENOL tarit l'hypersécrétion, décongestionne la muqueuse, permet à l'épithélium de se régénérer.

MODES D'EMPLOI. — Capsules de GOMENOL (8 à 12 par jour), glutinules de GOMENOL (10 à 15 par jour). Inhalations et pulvérisations de GOMENOL pur, injections intratrachéales et intramusculaires d'Oléo-Gomenol.

INTRATRACHÉALE

Huile gomenolée à 5 p. 100 ou à 10 p. 100. La dose moyenne à injecter à chaque séance (faite tous les jours ou tous les deux jours) est de 9 à 10 cent. cubes, mais mieux vaut débuter par 2 à 3 cent. cubes et augmenter progressivement la dose à chaque séance.

Pour ces injections on a le choix entre deux méthodes : 1º méthode simplifiée de Mendel, avec ses deux variantes : procédé médian et procédé latéral.

2º Méthode classique à l'aide du miroir.

IONIQUE

Médicament des plus utilisables pour l'ionisation médicamenteuse. Essence végétale très volatile et puissamment antiseptique. Action particulièrement bienfaisante dans les métrites et dans les divers processus inflammatoires chroniques.

RACHIDIENNE

Solution huileuse ou mieux solution saline.

SÉRUMS ARTIFICIELS

Dans les infections graves, on a utilisé avec avantage la solution saline saturée de GOMENOL en injections intraveineuses.

Formulaires

COLLECTION NOUVELLE

de 26 volumes in-18 comprenant 300 pages
illustrés de figures

à 3 fr. et 4 fr.

le volume cartonné.

ANDRÉ, 1 vol. — BOCQUILLON-LIMOUSIN, 4 vol.
BOISSON, 1 vol. — BREUIL, 1 vol. — CAGNY, 1 vol.
CHATEAU, 1 vol. — FOUINEAU, 1 vol. — GILLET, 3 vol.
LA HARPE, 2 vol. — JEANNEL, 1 vol.
GALLOIS, 1 vol. — GARDETTE, 1 vol.
GAUTIER, 2 vol. — LEFAS, 1 vol. — MARTIN, 1 vol.
MARTZ, 1 vol. — PERRIN, 1 vol.
RECLU, 1 vol. — RÉGNIER, 1 vol. — WEILL, 1 vol.

H. BOCQUILLON-LIMOUSIN

Manuel des Plantes médicinales coloniales et exotiques. 1905, 1 vol. in-18, 314 p., cart. 3 fr.

Formulaire des Médicaments nouveaux.
Introduction par le Pr ROBIN, 24e édition. 1912, 1 vol. in-18 de 306 pages, cart...................... 3 fr.

Formulaire des Alcaloïdes et des Glucosides.
2e édit. 1 vol. in-18, 318 p., avec fig., cart..... 3 fr.

Formulaire de l'Antisepsie et de la Désinfection.
3o édition. 1905, 1 vol. in-18, 320 p., avec fig., cart. 3 fr.

Formulaire des Médications nouvelles, par le
Dr H. GILLEr. 7e édition. 1912, 1 vol, in-18 de 280 pages. Cartonné...................... 3 fr.

Formulaire d'Hygiène infantile, par le Dr H.
GILLEr. 1898, 2 vol. in-18 de 300 pages, cart. Chaque volume...................... 3 fr.

Formulaire de Thérapeutique et de Posologie infantiles, par le Dr FOUINEAU. 1901, 1 vol. in-18, 300 pages, cart...................... 3 fr.

Formulaire des Spécialités pharmaceutiques
par GAUTIER et F. RENAULT. 1 vol. in-18, cart... 3 fr.

Formulaire des Spécialités pharmaceutiques
pour 1912, par le Dr GARDETTE. 1 vol. in-18, cart. 3 fr.

Formulaire des Eaux minérales, par le Dr de
LA HARPE. 3o édit. 1 vol. in-18 de 300 p., cart... 3 fr.

Formulaire des Stations d'hiver, d'été et de climatothérapie, par le Dr de LA HARPE. 1 vol. in-18. 3 fr.

Formulaire d'Hydrothérapie, par le Dr MARTIN
1900, 1 vol. in-18, 300 pages, cart............. 3 fr.

Formulaire des Vétérinaires praticiens, par
CAGNY, 7e édit. 1911. 1 vol. in-18, 322 pages, cart. 4 fr.

L'Art de formuler, par le Dr BREUIL. 1903, 1 vol.
in-18, cart...................................... 4 fr.

Formulaire de l'Union médicale, par le Dr GAL-
LOIS. 4e édition. 1 vol. in-32 de 662 pages, cart. 3 fr.

Formulaire officinal et magistral, par J. JEAN-
NEL. 4e édition. 1 vol. in-18 de 1 014 pages, cart. 3 fr.

Formulaire du Médecin de campagne,
par le Dr GAUTIER. 1899, 1 vol. in-18, 300 pag., cart. 3 fr.

Hématologie et Cytologie cliniques, par le
Dr LEFAS. 2e édition, 1912, 1 vol. in-18 avec pl. col.,
Cartonné.................................... 4 fr.

Dictionnaire Dentaire, par le Dr CHATEAU. 1903,
1 vol. in-18, cartonné...................... 3 fr.

Guide de l'Herboriste, par RECLU. 1905, 1 vol. in-18,
250 pages, cartonné...................... 3 fr.

Guide pratique pour les analyses de Chi-
mie physiologique, par F. MARTZ. Préface de M. Lé-
PINE, professeur à la Faculté de médecine de Lyon.
1899, 1 vol. in-18, 264 pages, avec 52 figures, cart. 3 fr.

Guide pratique pour l'analyse du Lait, par
J.-M. et P. PERRIN. 1909, 1 vol. in-18 de 344 pages avec
140 figures, cartonné.................... 3 fr.

Guide pratique d'Urologie clinique, par le
Dr ANDRÉ. 1904, 1 vol. in-16, 300 pages, cart... 3 fr.

Guide d'Électrothérapie gynécologique, par le
Dr WEILL. 1900, 1 vol. in-18, 300 p. et fig., cart. 3 fr.

Formulaire Hypodermique et Opothérapique,
par L. BOISSON et J. MOUSNIER. 1899, 1 vol. in-18,
262 pages et 21 fig., cartonné.............. 3 fr.

Formulaire électrothérapique du Praticien,
par le Dr RÉGNIER. 1899, 1 vol. in-18, 256 pages, avec
34 figures, cartonné....................... 3 fr